La nutrition au féminin

Nathalie Jobin, Ph. D., Dt. P.
Marilyn Manceau, M. Sc., Dt. P.

La nutrition au féminin

Le guide complet de l'alimentation pour les femmes de tous âges

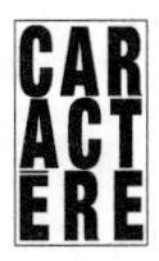

Photos des auteurs : Tango
Photo de la couverture : photos.com

Révision : France de Palma
Conception graphique et mise en pages : Folio infographie
Couverture : Cyclone Design
Imprimé au Canada

ISBN 2-923351-16-9

Dépôt légal – 1er trimestre 2006
Bibliothèque nationale du Québec

Remerciements

Nous tenons à remercier certaines personnes sans qui cet ouvrage n'aurait pu voir le jour : tout d'abord, les membres de nos familles pour leur soutien, ensuite Mireille Najm, Catherine Lefebvre et Christina Blais, pour leur précieuse collaboration, et finalement le département de nutrition de l'Université de Montréal qui a eu la gentillesse de nous donner la permission de vous présenter des recettes conçues par les étudiantes en nutrition dans le cadre du Kiwi-club.

Table des matières

Préface

En tant que nutritionnistes, nous avons toujours été sensibles à l'importance de renseigner la population sur les principes d'une saine alimentation. Dans le cadre de notre pratique professionnelle, nous avions constaté que l'information sur la nutrition qui circulait en quantité impressionnante était parfois juste, parfois faussée. Lors de la rédaction de ce livre, nous avions plusieurs objectifs en tête. Nous voulions tout d'abord aider les femmes à retrouver une relation harmonieuse avec la nourriture. Un trop grand nombre de femmes se sentent coupables de manger certains aliments. Un trop grand nombre de femmes souhaitent avoir un jour un corps dans lequel elles seraient trop à l'étroit, et qui serait surtout dangereux pour leur santé. Nous avions également comme objectif de présenter une information nutritionnelle basée sur les plus récentes connaissances scientifiques dans le domaine, et en laquelle chaque femme pourrait avoir confiance. Enfin, nous désirions présenter un concept nutritionnel simplifié et savoureux, s'intégrant facilement dans le quotidien de chaque femme, à chaque étape de sa vie.

Ce livre rédigé par des femmes intéressera toutes celles qui recherchent de l'information et des conseils pratiques sur la saine alimentation s'adressant spécifiquement aux femmes.

Nathalie Jobin, Ph. D., Dt. P.
Marilyn Manceau, M. Sc., Dt. P.

PREMIÈRE PARTIE

L'assiette bien-être

Manger est un des grands plaisirs de la vie. Manger nous donne de l'énergie, nous permet de voyager au gré des saveurs et des textures, nous offre un certain réconfort grâce aux souvenirs que les aliments nous procurent, et nous donne l'occasion de passer du temps avec nos proches. Bien manger mène également à un certain bien-être physique nous permettant d'être active et pleine d'énergie plus longtemps. Notre assiette bien-être rassemble tous ces éléments : santé, énergie, découverte, partage et plaisir.

SANTÉ – L'assiette bien-être contient des aliments provenant des quatre grands groupes alimentaires : les légumes et les fruits, les produits céréaliers, les produits laitiers et substituts, et les viandes et leurs substituts. Chaque groupe d'aliments fournit un ensemble d'éléments nutritifs différents.

Les produits céréaliers nous procurent une source d'énergie de première qualité tout au long de la journée, en plus de fournir des vitamines du groupe B, des minéraux (fer, zinc et magnésium) et des fibres. Les légumes et les fruits colorés regorgent d'éléments nutritifs : des vitamines et des minéraux à profusion, des substances phytochimiques, de précieuses fibres et des glucides énergétiques. Les produits laitiers nous fournissent des protéines, des vitamines (riboflavine, vitamines B12, A et D) et des minéraux (calcium, zinc et magnésium). La viande, la volaille, le poisson, les œufs, les légumineuses et le soya constituent une source précieuse de protéines en plus d'être riches en minéraux (fer, zinc et magnésium). L'assiette bien-être contient des aliments de chacun de ces groupes et offre ainsi à notre organisme les éléments nutritifs dont il a besoin pour bien fonctionner.

ÉNERGIE – Les aliments de l'assiette bien-être contiennent suffisamment d'énergie (calories) pour nous permettre de mordre dans la vie et de profiter du temps que nous passons avec les gens que nous aimons. Le corps nous envoie des signaux pour nous guider et pour nous indiquer à quel moment commencer ou arrêter de manger. Le sentiment de plénitude (satiété) que nous éprouvons au cours d'un repas signifie que notre corps a suffisamment de carburant pour bien fonctionner.

Le contenu de l'assiette bien-être fournit également un apport d'énergie équilibré. Celle-ci contient des éléments nutritifs (glucides, protéines, matières grasses, vitamines et minéraux) qui ont un impact sur le bon fonctionnement de notre corps. Un repas du midi contenant une abondance de matières grasses peut nous alourdir et rendre l'après-midi de boulot plus difficile; d'autre part, une carence en fer risque de nous laisser fatiguée et sans entrain. Afin de vous aider à mieux équilibrer votre alimentation, nous vous indiquerons la façon d'harmoniser chaque groupe d'aliments dans l'assiette bien-être. De plus, en fonction de votre groupe d'âge et pour chacun des groupes d'aliments, nous vous suggérerons un certain nombre de choix.

DÉCOUVERTE – L'assiette bien-être nous fait voyager et ajoute du piquant à notre menu. Tantôt elle est remplie d'un sauté asiatique, tantôt elle nous fait redécouvrir les courges d'hiver de notre pays. De plus, les recherches constantes effectuées sur les aliments leur découvrent sans cesse de nouveaux effets bénéfiques. Et chaque groupe d'aliments fournit une combinaison différente d'éléments nutritifs, alors que chacun des aliments à l'intérieur d'un même groupe présente des particularités nutritionnelles intéressantes. À titre d'exemple, les oranges représentent une bonne source de vitamine C, mais ne fournissent pas autant de polyphénols, un antioxydant, que les canneberges. L'assiette bien-être laisse ainsi place à la variété. Elle ne nous impose pas les aliments à intégrer à notre menu, mais nous propose plutôt de choisir à l'intérieur de groupes d'aliments selon nos goûts et les nouveautés du marché. Par exemple, le pain fait partie du groupe des produits céréaliers, mais peut être remplacé par des pâtes, du riz, du couscous, du boulghour, de l'orge, des céréales à déjeuner, des muffins maison, etc. À nous de choisir !

PARTAGE – L'assiette bien-être se partage en famille, avec les amis ou avec le conjoint, au restaurant ou au travail. Nous pouvons tous bénéficier d'une alimentation saine et équilibrée. En l'adoptant, nous devenons un modèle pour notre conjoint, nos enfants, nos collègues et contribuons à leur bien-être. Le contenu de l'assiette bien-être anime les conversations des réunions familiales et amicales et favorise l'échange de mots doux et de souvenirs d'enfance. De récentes études suggèrent que les familles qui prennent le temps de manger ensemble au repas du soir présentent de meilleures habitudes alimentaires.

PLAISIR – L'assiette bien-être n'interdit aucun aliment : tous ont leur place à la table. Certains aliments sont sources de plaisir, mais, consommés à l'excès, ils risquent davantage de miner notre bien-être physique et de nous exposer prématurément à certaines maladies. Ces aliments sont souvent très salés, riches en matières grasses et/ou en sucres raffinés. Sans les mettre complètement de côté, ils sont soigneusement réservés aux occasions spéciales. D'autres aliments sont à privilégier, parce qu'en plus d'être savoureux, ils fournissent des éléments bénéfiques qui contribuent à nous protéger contre certaines maladies chroniques comme les maladies du cœur, le cancer, le diabète, etc. Pensons aux grains entiers, aux légumes et aux fruits, aux produits laitiers faibles en gras, aux viandes maigres et à leurs substituts.

Dans ce livre, nous vous présentons les grands principes d'une saine alimentation à différents âges, pour différentes conditions et en prévention des maladies qui nous affectent plus particulièrement, nous, les femmes. Notre assiette regroupe toutes les facettes des grands principes du bien-être, soit la santé, l'énergie, la découverte, le partage et le plaisir. Ce livre se veut un guide pour toutes les femmes de 14 à 99 ans qui désirent demeurer actives et pleines de vie pendant de nombreuses années. Pour vous guider dans cette démarche, chaque chapitre représente une étape (p. ex.: l'adolescence) ou une condition (p. ex.: la ménopause) qui peuvent être influencées par votre alimentation. Dans chacun de ces chapitres, vous retrouverez les habitudes alimentaires et les éléments nutritifs à intégrer à votre assiette bien-être pour demeurer en santé et en forme. Vous constaterez que certains principes nutritionnels de l'assiette bien-être reviennent d'un chapitre à un autre, alors que d'autres peuvent être plus spécifiques à une étape de votre vie. La troisième partie du livre se présente sous forme de guides pratiques : à quoi ressemble l'assiette bien-être ? Quels aliments est-il préférable de toujours avoir sous la main ? Comment lire une étiquette nutritionnelle ? Quelles sont les meilleures sources de fer ? Comment intégrer les fibres à notre alimentation ? Ces guides vous aideront à composer votre assiette bien-être selon vos goûts, votre âge, votre condition physique et vos préoccupations de santé. Le logo suivant (i) fera d'ailleurs référence à un guide sur le sujet traité. Nous vous en donnons la page.

Nous espérons que la lecture de ce livre saura vous insuffler le plaisir de manger sainement de façon simple et pratique. Bonne lecture !

DEUXIÈME PARTIE

La femme dans tous ses états

L'adolescence

Après la première année de vie, l'adolescence est la période de croissance la plus active dans la vie d'une femme. Pour favoriser un développement physique optimal, l'adolescente doit puiser davantage d'énergie, de vitamines et de minéraux dans son alimentation.

L'adolescence est une période de transition importante dans la vie d'une femme. L'enfant devient de plus en plus « femme » : la jeune fille grandit, son corps se développe et elle ressent de nouvelles émotions. La croissance des adolescentes ne se déroule pas de façon régulière et spontanée. Vers l'âge de 10-11 ans, une importante poussée de croissance débute. L'adolescente commence par grandir plus rapidement. Au moment de ses premières menstruations, elle aura déjà atteint 95 % de sa taille adulte ! La morphologie du corps de l'adolescente se transforme également : alors que le garçon augmentera sa masse musculaire, la jeune fille accumulera de la graisse principalement au niveau des hanches, des fesses, des bras et de la poitrine. La jeune femme aura l'impression de grossir, c'est-à-dire qu'elle prendra du poids sans grandir. Mais la croissance étant un processus continu, elle s'amincira en grandissant, sans gagner en muscle ou en graisse. La confiance en son corps est pour la jeune fille le meilleur allié durant l'adolescence. Et bien que la peur des kilos en trop soit commune chez les adolescentes, la prise de poids est normale et bienvenue !

À la puberté, les jeunes filles deviennent des femmes et tout se met en place pour assurer la santé de leur système reproducteur. Pour déclencher et poursuivre ses menstruations, l'organisme de la femme doit avoir un minimum de 17 % de réserves de gras corporel, qui joue un rôle important dans la production des hormones sexuelles féminines comme les œstrogènes. En moyenne à l'âge adulte, le corps de la femme présentera tout naturellement 23 % de masse grasse contre 12 % chez celui de l'homme. La croissance de l'adolescente atteint un sommet vers l'âge de 12 ans et se termine avec la fin de la croissance des os du squelette vers environ 15 ans. Se mettre au régime pendant cette période pourrait alors avoir des répercussions désastreuses. Durant la croissance, les cellules contenant le gras se reproduisent. Lorsque le corps est privé d'énergie lors d'un régime hypocalorique, il se met en état de survie. Comme les jeunes femmes ont besoin d'un certain taux de graisses pour maintenir leur santé reproductrice, le corps aura tendance à augmenter non seulement sa production de cellules adipeuses mais également à augmenter le tour de taille. Ce n'est pourtant pas ce qui est souhaité... La prise normale de poids et de gras corporel à l'adolescence ne constitue généralement donc pas un ennemi à la santé et à la beauté du corps chez la femme : c'est un signe de féminité à valoriser et à accepter avec fierté.

L'alimentation de l'adolescente est donc non seulement importante pour garantir une bonne croissance, mais également pour assurer une maturation sexuelle optimale. Au cours de l'adolescence, les besoins en énergie, en vitamines et en minéraux augmentent considérablement, jusqu'à dépasser les besoins nutritionnels d'un adulte. Or, dans les faits, l'alimentation des adolescents se caractérise souvent par l'omission du déjeuner, l'attrait pour la restauration rapide et les collations peu nutritives, et la pratique de régimes amaigrissants. L'adolescence est également la période où se développent l'identité et la personnalité. Les adolescentes se tournent vers les modèles féminins qui leur sont offerts : des vedettes de cinéma, de musique ou des mannequins de mode affichant la maigreur comme signe de beauté et de réussite, des femmes de leur entourage qui se mettent à la diète ou qui ne

L'alimentation des adolescentes québécoises en chiffres

Très peu d'adolescentes ont une alimentation saine et équilibrée. En effet, seulement 5 à 7 % des jeunes filles consomment les quantités minimales recommandées pour chaque groupe d'aliments dans le *Guide alimentaire canadien pour manger sainement.*

- Neuf adolescentes sur 10 ne consomment pas suffisamment de produits laitiers (lait, yogourt, fromage) ;
- Le régime alimentaire de près de 2 adolescentes sur 3 ne comporte pas suffisamment de légumes et de fruits ;
- Une adolescente sur 3 ne mange pas suffisamment de sources de protéines (viande, volaille, poisson, noix et graines, tofu, œuf) ;
- Près du quart des adolescentes ne consomment pas suffisamment de produits céréaliers (pain, riz, pâtes, céréales). Et lorsqu'elles en mangent, elles ont tendance à choisir des produits raffinés plutôt que ceux qui contiennent des grains entiers.

Les « aliments autres » (aliments riches en calories, en gras, en sucre et pauvres en vitamines et minéraux) prennent une place importante dans l'alimentation des adolescentes. Les « aliments autres » arrivent au 2e rang des groupes d'aliments fournissant le plus d'énergie aux adolescents ! ◀

s'acceptent pas dans leur corps, et des copines elles-mêmes à la diète et à la recherche d'un idéal corporel inaccessible et malsain. À cela s'ajoute un corps qui se transforme et qui crée un sentiment d'étrangeté, de vulnérabilité et d'inquiétude. Au Québec, près d'une adolescente sur 2 souhaiterait être plus mince, même si la majorité d'entre elles ont un poids normal ou inférieur à la normale ! Ces facteurs augmentent les risques de déséquilibres nutritionnels à un âge où les jeunes filles bâtissent le corps dans lequel elles devront vivre pour le restant de leur vie.

Les besoins nutritifs de l'adolescente

Chez la femme, à l'exception du moment de la grossesse et de l'allaitement, l'adolescence est la période pendant laquelle l'organisme requiert le plus d'énergie. L'adolescente doit donc s'assurer de puiser suffisamment d'énergie (calories) dans son alimentation afin de permettre à son corps de grandir et de se développer normalement. Pour ce faire, le corps de l'adolescente a besoin de protéines, l'élément de base des muscles, des tissus et des organes vitaux. Chacun des repas de l'adolescente repas doit donc contenir une source de protéines : viande, volaille, poisson, fruits de mer, tofu, seitan, légumineuses, beurre d'arachide, noix et graines, fromage, etc. 201

La plupart des sources de protéines (sauf le fromage) fournissent également du fer 215, un minéral essentiel pour les adolescentes. Dans l'organisme, le fer transporte l'oxygène aux cellules des tissus et des muscles. Pendant les périodes de croissance, les besoins augmentent en réponse à la demande des nouvelles cellules du corps. De plus, chez la femme, l'arrivée des menstruations provoque une perte de sang riche en fer, ce qui accroît les besoins de ce minéral. Un apport insuffisant en fer peut avoir des répercussions directes sur la qualité de vie des adolescentes : elles se sentent plus fatiguées, elles sont moins performantes dans les activités physiques, elles ont plus de difficulté à se concentrer et elles sont plus à risque pour les infections.

Au cours de cette période, l'adolescente forme ses muscles, ses tissus et ses organes, mais bâtit également plus de 40 % de son squelette adulte. La croissance des os commence dans le ventre de la mère et se termine au début de l'âge adulte. Après l'âge de 30 ans, les os commencent tranquillement à s'effriter et à perdre de leur densité. À ce moment, il n'est plus temps de penser à se bâtir des os solides, mais plutôt de minimiser les pertes de masse osseuse pour éviter l'ostéoporose et les fractures. C'est bien connu : le calcium est essentiel à la formation des os. Toutefois, il ne pourrait être aussi efficace sans la vitamine D (219). Les aliments combinant calcium et vitamine D doivent donc avoir une place de choix dans l'alimentation des adolescentes. C'est le cas du lait, de certains yogourts et fromages frais enrichis en vitamine D et du poisson en conserve avec ses arêtes.

Collations nutritives, simples et rapides

Pour plusieurs adolescentes, les collations fournissent près de 30 % des calories totales de la journée ! Choisissez des collations nutritives (141), pratiques et faciles à transporter et à manger, comme un muffin maison, du fromage en portion individuelle, des fruits, des noix mélangées, un sandwich au beurre d'arachide, etc. ◀

Enfin, il ne faut pas oublier les légumes verts feuillus et les végétaux orangés qui fournissent de la vitamine A à l'adolescente. Cette vitamine joue également un rôle très important dans la croissance des os et des tissus recouvrant les diverses parties du corps (cornée, bronches, intestin, muqueuse génitale et peau).

Histoire de poids

Selon un sondage effectué au Québec en 2003, chaque année, près d'une femme sur deux (45 %) tente de perdre du poids à plus de deux reprises. Pourtant, selon une enquête menée en 2004 par Statistique Canada, seulement 23 % des Québécoises présenteraient un poids excessif!

De nos jours, les médias et l'industrie de la mode influencent les femmes qui tentent d'atteindre un idéal de poids inaccessible et souvent incompatible avec une bonne santé physique et mentale. En 2003, 37 % des Québécoises qui affichaient un poids normal se tournaient vers des produits, des services ou des moyens amaigrissants !

L'histoire naturelle du poids des femmes est bien différente de celle des hommes. Tout commence à l'adolescence : en préparation à une éventuelle grossesse, les jeunes filles prennent en moyenne 16 kg (35 livres), principalement sous forme de graisse. De leur côté, les adolescents grandissent tout en muscles. En moyenne, une femme adulte en santé aura ainsi 23 % de masse de graisses, alors qu'un homme n'en aura que 12 %. Il est donc tout à fait normal que les hanches et les fesses des femmes soient plus fortes : c'est signe de féminité et de fécondité !

Bien sûr, viennent par la suite les grossesses… Durant une grossesse, la femme prend généralement entre 11 et 16 kg

(25 et 35 livres). Mais la nature est ainsi faite que la maman aura une occasion en or de perdre le surplus de poids après l'accouchement en allaitant. L'allaitement permet de brûler environ 840 calories (2 800 kJ) pour chaque litre de lait produit ! Et ce sont les réserves de gras accumulées pendant votre grossesse qui fondent.

D'autres facteurs contribuent aux fluctuations de poids au cours de l'âge adulte : les repas entre amis bien arrosés de vin, les sorties au restaurant, l'achat de la première automobile, le rythme effréné de la vie qui incite à délaisser les cours de natation… Il est toutefois possible d'agir sur ces événements et de se sentir bien dans son corps.

Qu'est-ce qu'un poids normal ?

Chaque femme possède un poids normal qui lui est propre et qui est déterminé par son âge, sa taille, son ossature et sa génétique. Avoir un poids normal signifie avoir un poids qui réduit les risques de problèmes de santé. Par exemple, un poids insuffisant augmente les risques de malnutrition, d'ostéoporose, d'infertilité et d'affaiblissement du système immunitaire. Le surplus de poids et l'obésité augmentent les risques de développer une maladie du cœur, le diabète et même certains types de cancer. Pour évaluer ce risque, les professionnels de la santé utilisent une formule mathématique appelée indice de masse corporelle (IMC).

Calculez votre IMC

L'indice de masse corporelle (IMC) est une formule mathématique qui permet d'évaluer les risques éventuels de problèmes de santé associés à votre poids. Pour savoir si vous avez un poids normal, utilisez le tableau ci-dessous. Trouvez le point d'intersection de votre taille et de votre poids. Votre IMC est le nombre encerclé sur la ligne brisée la plus proche du poids d'intersection.

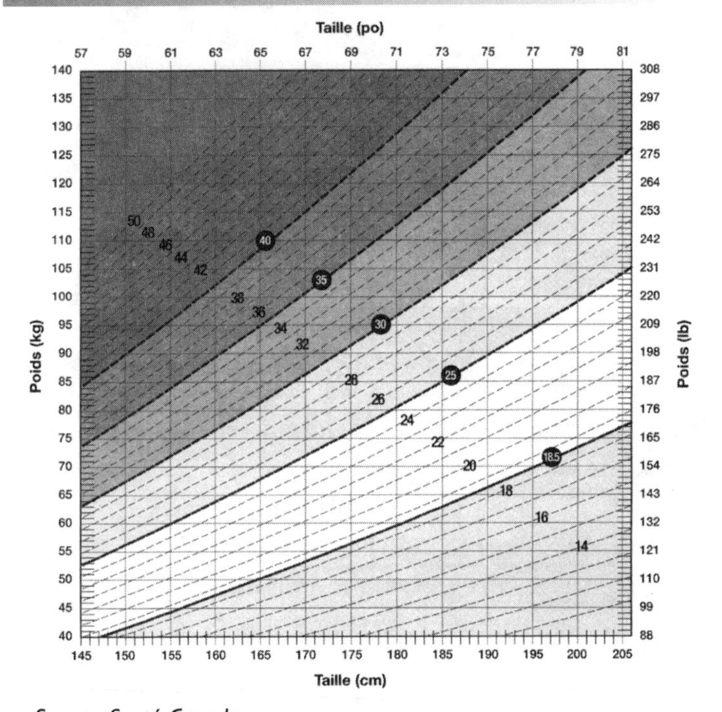

Source: Santé Canada

Si votre IMC se situe entre 18,5 et 24,9, vous avez un poids normal. Cependant, si votre IMC est plus grand que 25 ou plus petit que 18,5, les risques de développer une grande variété de problèmes de santé augmentent. ◀

Catégorie de l'IMC	Signification	Risque de développer des problèmes de santé
Moins de 18,5	Poids insuffisant	Accru : malnutrition, ostéoporose, infertilité, diminution de la fonction immunitaire
18,5 - 24,9	Poids normal	Moindre
25,0 - 29,9	Excès de poids	Accru : diabète de type 2, maladie du cœur, maladies de la vésicule biliaire, problèmes respiratoires, apnée du sommeil, hypertension, ostéoarthrite, certains types de cancer (sein, endomètre, côlon et rein), problèmes psychologiques et sociaux, limitations fonctionnelles, diminution de la fertilité.
30,0 et plus	Obésité	Élevé à extrêmement élevé : voir risques liés à l'excès de poids.

L'IMC tient compte du poids et de la taille d'une personne. Il indique donc si une personne possède un poids élevé, normal ou faible pour sa taille. En ce sens, l'IMC ne peut être utilisé avec les enfants et les adolescents en pleine croissance, les femmes enceintes ou qui allaitent et les athlètes très musclés. En effet, c'est l'excès ou l'insuffisance de masse grasse à long terme qui comporte un risque pour la santé.

La localisation de la masse grasse est également un facteur déterminant majeur de l'état de santé. La graisse accumulée au niveau de l'abdomen (ventre) augmente les risques de problèmes de santé. Chez la femme, un tour de taille plus grand que 88 cm (35 pouces) augmente les risques de maladies et ce, même si l'IMC indique un poids normal. Chez la plupart des femmes, la graisse se situe au niveau des fesses, des cuisses et des hanches. Cette graisse ne présente généralement pas un risque additionnel pour la santé.

À l'heure actuelle, l'IMC est l'indicateur du risque le plus utile pour évaluer si votre poids représente un danger pour votre santé. Le tour de taille est un indicateur important et pratique du risque associé à un excès de graisse abdominale.

Avoir un poids normal constitue une des avenues possibles pour éviter des problèmes de santé. La pratique régulière d'activités physiques, une vie sans fumée et un bon contrôle du stress représentent d'autres composantes essentielles à une santé optimale.

Votre poids est insuffisant?

Certaines femmes sont minces naturellement. Si vous êtes mince et maintenez ce poids depuis plusieurs années, si vous vous sentez en pleine forme et si vous mangez normalement, votre poids est le bon.

Si toutefois vous vous sentez toujours fatiguée, si votre santé est fragile ou si vous suivez un régime restrictif, il est possible que vous ne soyez pas à un poids qui soit bon pour votre santé physique et mentale. Il est alors recommandé d'en parler avec un médecin ou un nutritionniste.

Votre poids est-il normal?

Maintenir un poids normal est une très bonne démarche pour assurer sa santé! En adoptant une alimentation équilibrée, en bougeant tous les jours et en gérant bien le stress, vous mettez toutes les chances de votre côté pour vivre une vie en santé.

Vous faites partie des 48 % de Québécoises qui ont un poids normal et qui souhaitent tout de même maigrir ? Sachez que de nombreuses femmes sont tombées dans le piège des régimes en gagnant plus de poids qu'elles n'en ont perdu ! Il est maintenant temps de refuser le modèle unique de beauté qui mine la santé physique et mentale de bien des femmes. Mais il devient difficile d'accepter son corps tel qu'il est dans une société où la présence de graisse est mal perçue et où les modèles de beauté présentent une maigreur extrême.

De façon générale, les femmes ont deux fois plus tendance que les hommes à désigner une partie de leur corps lorsqu'elles décrivent ce qu'elles aiment d'elles-mêmes, plutôt que de mentionner leurs talents ou leurs habiletés. Certaines personnes prétendent qu'elles s'aimeraient davantage avec quelques kilos en moins. Mais les formes de notre corps ou notre poids sont-ils les éléments qui doivent définir ce que nous sommes ? Joyeuse, généreuse, drôle, intelligente, fonceuse,

Signaux de satiété : les ressentez-vous ?

Les signaux de satiété sont des messages que le cerveau envoie à votre corps pour lui indiquer qu'il est temps de cesser de manger. Vous ne ressentez plus la faim et vous vous sentez plus énergique. Ce sentiment de satiété signifie que votre corps a suffisamment de carburant pour continuer ses activités.

Apprenez à ressentir et à écouter ces signaux si souvent ignorés : déposez votre fourchette plusieurs fois au cours du repas et demandez-vous si vous avez encore faim. Une faim réelle provoque des gargouillements ou une sensation de vide dans l'estomac, ainsi qu'une baisse d'énergie ou de concentration. La fausse faim est guidée par la gourmandise, cette envie de continuer à manger, de se récompenser, d'oublier l'ennui ou de finir son assiette à tout prix. ◀

sportive, artiste, habile, communicatrice, leader, à l'écoute des autres, honnête, responsable, innovatrice... Voilà des qualités dont une femme peut être fière. Mettez-les de l'avant!

De plus, le corps n'est pas une entité indépendante de nous. Il nous fait vivre, courir, réfléchir, rire, etc. Le corps n'est pas non plus un ennemi qu'il faut contrôler. La nature est ainsi faite que les signaux qu'elle nous envoie jour et nuit ont pour mission d'assurer notre survie et notre bien-être. Le corps vous dit qu'il a faim: mangez. Il indique qu'il n'en peut plus d'avaler ce qu'il y a dans l'assiette: déposez votre fourchette. Vous sentez des lourdeurs dans les jambes: bougez. Vous êtes toujours fatiguée: mangez mieux. Le corps vous envoie des messages pour que vous soyez mieux dans votre peau. Apprenez à l'écouter.

Enfin, toute personne a le droit de se sentir bien dans sa tête et dans son corps. Et il existe plusieurs façons d'y arriver autrement que par la recherche de la minceur: manger des

Pour une relation saine avec la nourriture

- Choisissez les aliments en fonction de l'énergie, des vitamines et des minéraux qu'ils vous donnent et pour le plaisir qu'ils vous procurent. Un aliment n'est pas qu'une somme de calories;
- Évaluez votre alimentation dans sa globalité. Aucun aliment en soi n'est engraissant ou mauvais;
- Mangez quand vous avez faim et ne vous privez pas d'aliments que vous aimez sous prétexte qu'ils sont défendus;
- Adoptez une saine alimentation pour vous sentir bien dans votre corps et pour être pleine d'énergie, et non pour ne pas prendre de poids. ◀

aliments sains que l'on aime et qui nous donnent de la vitalité, prendre le temps de faire des activités en plein air avec des amis, porter des vêtements dans lesquels on est à l'aise et dans lesquels on se sent belles, partager des moments agréables avec notre famille, se confier à ses bonnes amies, s'offrir un massage à chaque mois, etc. Les personnes qui ne mangent pas suffisamment sont souvent de mauvaise humeur, irritables, elles manquent d'énergie et ont plus de difficulté à se concentrer au travail.

Avez-vous un excès de poids?

Il convient d'abord d'évaluer les options qui s'offrent à vous. Il est certes possible d'entreprendre une démarche de perte de poids. Mais l'atteinte d'un poids normal ne représente pas le seul facteur déterminant pour améliorer votre santé.

Si vous fumez, il est peut-être sage d'envisager de cesser. Une femme de poids normal qui fume n'est pas nécessairement en meilleure santé qu'une non-fumeuse qui présente un surplus de poids. En effet, la cigarette est l'un des plus gros pourvoyeurs de radicaux libres, ces molécules responsables du vieillissement prématuré des cellules. Pour faire face à ce bombardement permanent, les fumeurs mobilisent leurs réserves d'antioxydants (vitamine C, vitamine E, caroténoïdes, etc.), ce qui diminue leur protection contre les maladies cardiovasculaires, les inflammations et les maladies dégénératives. Pour compenser, les fumeuses doivent donc manger davantage de légumes et de fruits et… cesser de fumer.

Vous avez peur de prendre du poids? Bien sûr, vos papilles gustatives se réveilleront et vous aurez l'impression que tout a meilleur goût. Vous brûlerez un peu moins d'énergie mais, surtout, vous aurez peut-être tendance à rechercher le geste de fumer en portant des aliments à votre bouche. Lorsqu'ils arrêtent de fumer, les gens mangent généralement des repas plus copieux et il est assez normal de prendre du poids. Le gain de poids moyen chez les femmes qui cessent de fumer est d'environ 3,8 kg. Si vous décidez d'arrêter de fumer, la légère prise de poids qui peut en découler ne doit jamais vous faire douter de votre décision. Cesser de fumer apporte des bienfaits pour la santé qui dépassent largement les aspects négatifs reliés au gain de poids.

Maintenant que vous êtes consciente de ce piège, il existe plusieurs petits trucs pour arrêter de fumer tout en minimisant la prise de poids :

- Lorsque l'envie de fumer vous prend, dirigez-vous plutôt vers un bol de légumes ;
- Ajoutez des « coupe-faim » à votre alimentation : légumes, fruits et produits céréaliers à grains entiers. Les fibres qu'ils contiennent procurent rapidement un sentiment de satiété ;
- Terminez votre repas avec un morceau de gomme à mâcher ou allez vous brosser les dents. Cette nouvelle habitude remplacera tranquillement celle d'allumer une cigarette et diminuera l'envie de grignoter ;
- Buvez beaucoup d'eau ;
- Bougez au lieu de manger ! Dès que l'envie vous prend, changez-vous les idées en faisant une promenade, en allant jardiner ou jouer avec vos enfants.

Si vous êtes sédentaire, il est maintenant temps de penser à bouger un peu plus. Des études ont démontré que les personnes obèses qui sont physiquement actives sont moins à risque de maladies et de mortalité que les personnes de poids normal qui sont sédentaires ! De plus, le fait d'augmenter sa masse musculaire facilite la perte de poids. En effet, les muscles brûlent beaucoup plus efficacement les calories ingérées que la masse grasse.

Les muscles sont plus lourds

Ne vous laissez pas berner par le pèse-personne. Si vous avez entrepris un programme d'entraînement, il se peut que vous soyez plus lourde sur la balance… tout en ayant perdu du volume. Les muscles sont plus lourds que la graisse. Mesurez plutôt le contour de vos cuisses et de votre taille et suivez ces mesures dans le temps. ◀

Vous êtes active et non-fumeuse ? La prochaine étape est de vous fixer de petits objectifs réalistes. Commençons par l'ampleur de la perte de poids. Une **perte de poids de l'ordre de 5 à 10 % du poids initial** mène à des bienfaits importants pour la santé. Pour une femme de 100 kg (220 livres), cela correspond à une perte de poids de 5 à 10 kg (11 à 22 livres). C'est un très bon début !

Ensuite, il faut accepter de perdre du poids lentement… mais sûrement ! **Une perte de 0,5 à 1 kg (1 à 2 livres) par semaine** offre plusieurs avantages. Tout d'abord, la perte de poids graduelle minimise la perte de masse musculaire. Comme les muscles brûlent plus efficacement les calories que la graisse, vous perdez du poids tout en conservant un métabolisme énergétique efficace. Les régimes amaigrissants très restrictifs provoquent le contraire. La masse musculaire fond et le corps est de moins en moins en mesure à brûler les calo-

L'équilibre énergétique

Le secret d'un poids stable se résume à cette simple équation :

Calories ingérées (aliments) = Calories brûlées (activités physiques)

Pour perdre du poids, il faut donc brûler plus d'énergie (calories) que ce qui est ingéré. Pour y arriver, trois options s'offrent à vous :

- **Augmenter la pratique d'activités physiques.** L'exercice doit toutefois être intense et fréquent... une option peu réaliste pour la plupart d'entre nous.
- **Diminuer l'apport en calories.** La restriction calorique doit alors être importante ce qui augmente le sentiment de privation et les risques de relation malsaines avec la nourriture.
- **Augmenter la pratique d'activités physiques et diminuer l'apport en calories.** C'est la solution idéale ! Cette combinaison permet de perdre du poids en augmentant l'activité physique et en diminuant l'apport en calories de façon réaliste et saine. On gagne de la masse musculaire, on perd de la graisse et on ne se prive pas trop. ◂

ries efficacement... Résultat : pour maintenir le poids perdu, vous êtes condamnée à suivre une diète déprimante et restrictive. Et si vous souhaitez perdre encore plus de poids, la restriction devra être encore plus sévère ! Pourquoi ? Parce que l'organisme se met en état de survie pour prévenir d'éventuelles privations. Il aura tendance à mettre des réserves de côté sous forme de masse grasse au cas où vous auriez l'idée

Ne coupez pas dans les glucides!

Bien que les régimes à faible teneur en glucides soient plutôt populaires, ils risquent de jouer un vilain tour à votre tour de taille.

Les glucides constituent le principal carburant du cerveau. Lorsque les réserves en glucides de l'organisme sont faibles, le cerveau émet l'ordre de puiser son énergie vitale dans les muscles, et non dans la graisse!

Or, comme nous l'avons mentionné plus tôt, les muscles constituent un allié précieux dans la perte et le maintien du poids puisqu'ils brûlent plus efficacement les calories. ◀

de suivre d'autres diètes très sévères… de là commence le cercle vicieux du « yo-yo » !

Une perte de poids lente, mais efficace, permet également de ne pas trop restreindre votre alimentation. Finies les rages de nourriture à 23 h quand toute la famille dort ! Adoptez de saines habitudes alimentaires pour vous sentir mieux dans votre peau plutôt que de tout couper sous prétexte de vouloir maigrir. Perdre du poids lentement sur une plus longue période de temps indique également que vous apprivoisez votre nouveau mode de vie et que vos nouvelles habitudes alimentaires s'intègrent à ce que vous êtes réellement : une femme prête à croquer dans une vie active !

Maintenant que vous avez un objectif de perte de poids réaliste, il est temps de dresser le tableau de vos comportements alimentaires. Quelles sont vos bonnes habitudes alimentaires et celles de vos activités physiques ? Quels comportements devriez-vous modifier afin de vous permettre de perdre du poids ? Sentez-vous le besoin d'être aidée par un nutritionniste dans votre démarche ?

Fixez-vous un ou deux petits objectifs réalistes. Par exemple, vous souhaiterez peut-être commencer par manger une portion de légumes à chaque souper. Vous pouvez également décider de manger assise à la table de la cuisine plutôt que devant la télévision. Une fois ces habitudes bien intégrées dans votre quotidien, félicitez-vous. Vous pouvez alors envisager d'autres petits objectifs réalistes. C'est en faisant de petits changements un à la fois que vous arriverez à une perte de poids durable.

Le piège des produits «légers»

Attention aux produits dit «légers». Ils ne contiennent pas nécessairement moins de calories que leur version originale. Par exemple, une cuillérée à table de beurre d'arachide léger contient à peine 10 calories de moins que la version régulière. Pour diminuer la quantité de matières grasses contenue dans un produit, l'industrie utilise parfois le sucre pour lui permettre de conserver sa texture et son goût initiaux. Et pour remplacer le sucre dans certains aliments, on utilise parfois... des matières grasses. C'est donc une roue sans fin. Comparez toujours la valeur nutritive (calories, sucres, lipides) présentée sur l'étiquette des produits allégés avec celle de la version originale. ◂

Portrait de gagnants

En 2002, des chercheurs américains effectuant une étude sur l'obésité ont demandé à 3 000 adultes américains qui avaient perdu en moyenne 30 kg (65 livres), et qui avaient maintenu ce nouveau poids pendant plus de 5 ans, quel était leur secret.

Parmi les méthodes mentionnées par ces personnes, 4 stratégies revenaient constamment:

- Une alimentation faible en matières grasses et riche en légumes, en fruits et en grains entiers;
- La pratique régulière d'activités physiques (plus d'une heure par jour);
- Se peser une fois par semaine (pour s'encourager), pas plus;
- La prise d'un déjeuner équilibré chaque matin.
- La clé de ce succès: la **motivation** à adopter un nouveau style de vie plus sain. ◀

Le syndrome prémenstruel

À chaque mois, la vie d'une femme sur 3 est perturbée par l'arrivée des menstruations. Crampes, irritabilité, dépression : reconnaissez-vous ces symptômes ? Pour la plupart des femmes, le simple fait de modifier son style de vie peut réduire ces symptômes prémenstruels.

Un syndrome mystérieux

Le syndrome prémenstruel (SPM) regroupe un ensemble de symptômes physiques et émotionnels qui apparaissent chez certaines femmes de 7 à 10 jours avant les menstruations. Ces symptômes reviennent à tous les cycles et varient, en nature et en intensité, d'une femme à une autre.

De façon officielle, vous souffrez du SPM, si à l'approche de vos menstruations…

- vous présentez au moins 5 des 11 symptômes suivants : diminution de l'intérêt dans les activités quotidiennes, dépression, difficulté à se concentrer, sentiment d'être dépassée, insomnie ou somnolence, irritabilité, manque d'énergie, modification marquée de l'appétit, humeur changeante, symptômes physiques comme le gonflement et les seins sensibles, nervosité ;

- un de ces 4 symptômes vous empêche de mener à bien vos activités : dépression, nervosité, humeur changeante, irritabilité ;
- la plupart de ces symptômes reviennent à chaque mois.

Jusqu'à maintenant, plusieurs hypothèses ont été proposées pour expliquer le SPM comme étant un déséquilibre hormonal, une réponse anormale des neurotransmetteurs aux signaux envoyés par les ovaires ainsi que par le stress. Une carence en certaines vitamines et minéraux pourrait également être une des causes du SPM.

Actuellement, le traitement du syndrome prémenstruel comprend surtout des conseils liés au style de vie et aux habitudes alimentaires. Dans certains cas, les contraceptifs oraux seront proposés pour empêcher l'ovulation responsable des symptômes. Certains médicaments (anxiolytiques et antidépresseurs) peuvent également réduire les symptômes émotionnels associés au SPM.

Pour en finir avec les sautes d'humeur : bougez

La pratique régulière d'une activité physique contribue à soulager les femmes aux prises avec le SPM. L'exercice stimule la production d'endorphine, une hormone qui affecte l'humeur de façon positive et qui donne un sentiment de bien-être ! ◀

L'alimentation au secours du SPM !

Selon l'American College of Obstetricians and Gynecologists, la première étape dans le traitement des SPM repose sur une bonne alimentation, la pratique régulière d'une activité physique et une bonne gestion du stress.

Côté alimentation, misez tout d'abord sur des aliments riches en calcium 219. En effet, des études démontrent qu'une supplémentation quotidienne en calcium (1 200 mg par jour) peut réduire les symptômes prémenstruels de moitié !

Pendant la seconde moitié du cycle menstruel, la hausse du taux d'œstrogènes (hormones sexuelles féminines) réduit la concentration de calcium dans le sang. Chez les femmes dont l'apport en calcium est déjà faible, cette baisse perturbe la communication entre les neurones, d'où les sautes d'humeur et les inconforts...

Boire du lait ou des boissons de soya enrichies est la façon la plus efficace d'augmenter son apport alimentaire en calcium. Premièrement, parce que ces boissons font partie des meilleures sources de calcium alimentaire, et ensuite parce qu'elles sont enrichies en vitamine D, une vitamine essentielle à l'absorption du calcium par l'organisme. Bien sûr, d'autres aliments fournissent également du calcium. Misez sur les sources de calcium contenant également de la vitamine D 219.

Tout doux avec la salière!

La rétention d'eau et les gonflements, ça vous dit quelque chose ? Pour éviter ces inconforts, buvez beaucoup d'eau et limitez votre consommation de sel 235. ◂

Quelques études se sont également intéressées au **magnésium**, à la **vitamine E** et à la **vitamine B6** (pyridoxine) pour soulager les symptômes prémenstruels. Bien que ces études soient prometteuses, les données scientifiques sont encore insuffisantes pour confirmer ou infirmer l'effet bénéfique de ces vitamines et minéraux dans le traitement du SPM. De plus, certains de ces suppléments pourraient être néfastes pour la santé de certaines femmes. Les femmes atteintes de diabète ou de maladies du cœur ne devraient pas prendre de suppléments de vitamine E à des doses de plus de 400 UI par jour. Une dose élevée de vitamine E chez ces femmes pourrait augmenter les risques de crise cardiaque. En ce qui a trait à la vitamine B6 (pyridoxine), des doses élevées (plus de 100 mg par jour) peuvent entraîner une neuropathie périphérique, un trouble sensoriel des extrémités des membres.

Du sucre pour l'humeur?

Selon certains scientifiques, le sucre agirait de façon positive sur le cerveau et sur l'humeur des femmes souffrant du SPM. La consommation de sucre favoriserait la production de sérotonine, une hormone soupçonnée d'être en partie responsable des symptômes émotifs prémenstruels. Toutefois, cet effet du sucre ou des glucides sur le cerveau est peu susceptible de se produire au cours d'un repas normal, car les protéines contenues dans ce dernier empêcheraient cette réaction de se produire.

Le chocolat possède une teneur élevée en matières grasses et en sucre, ce qui en fait un aliment plutôt calorique. En d'autres mots, le chocolat ne constitue pas un bon allié contre le SPM. Pour éviter la déprime des kilos en trop sur la balance, préférez le sucre provenant des fruits et des légumes. ◀

Problèmes d'insomnie : évitez la caféine !

Plusieurs femmes souffrant du SPM sont victimes d'insomnie. Si tel est votre cas, il vaut mieux éviter en soirée le café, le thé, les boissons gazeuses de type cola et le chocolat. Ces aliments contiennent tous de la caféine, un stimulant qui risque de nuire à votre sommeil. Et une mauvaise nuit de sommeil peut vous rendre encore plus irritable et de mauvaise humeur durant la journée... ◀

Et les produits de santé naturels ?

On prétend que plusieurs produits naturels peuvent réduire les symptômes prémenstruels. Malheureusement, il existe encore peu de données scientifiques supportant ces allégations. De plus, les produits naturels ne sont soumis à aucune réglementation au Canada. Il est donc difficile de savoir si les produits de santé naturels en vente libre contiennent réellement la quantité d'ingrédients actifs indiquée par le commerçant.

Parmi les produits de santé naturels prometteurs, on retrouve le ginkgo biloba pour réduire la rétention d'eau et la baie de gattilier (*Vitex agnus castus*) pour soulager les douleurs aux seins, l'œdème, la constipation, les sautes d'humeur et les migraines. Les suppléments contenant du L-tryptophane et du 5-http sont toutefois à éviter : il y a quelques années, ces produits ont été associés à plusieurs cas de myalgie, un état caractérisé par des douleurs musculaires intenses et diffuses. Avant de prendre un produit de santé naturel, consultez votre médecin, votre pharmacien ou votre nutritionniste.

Fertilité et procréation

Si vous prévoyez avoir un bébé prochainement ou que vous êtes en âge de concevoir, cette section est pour vous!

Lorsque l'on se prépare à concevoir et porter un bébé, il est important de bien préparer son corps afin de pouvoir offrir le meilleur nid à l'enfant qui y séjournera pendant neuf mois. En adoptant de saines habitudes alimentaires, vous augmentez vos chances de procréer et de donner naissance à un bébé en santé.

L'acide folique: un peu plus chaque jour...

L'acide folique est une vitamine du groupe B que l'on retrouve dans les fruits (oranges, cantaloups, etc.), les légumes verts feuillus (épinards, bettes à carde), ainsi que les légumineuses (pois, pois chiches), les haricots et les fèves. Au Canada, l'enrichissement en acide folique est obligatoire pour les pâtes alimentaires enrichies et la farine blanche.

Cette vitamine est essentielle à la croissance des tissus maternels et du fœtus. L'acide folique est une vitamine importante pour le développement normal de la colonne vertébrale, du cerveau et du crâne du fœtus. Une carence en acide folique peut mener à une anomalie du tube neural comme le spina-bifida.

Le spina-bifida est une malformation congénitale qui cause des dommages irréversibles et permanents à la moelle épinière et, par conséquent, au système nerveux. L'enfant atteint du spina-bifida risque d'être handicapé à vie. Au Québec, un enfant sur 1 000 naît avec cette malformation congénitale.

L'hérédité joue un rôle important dans les malformations du tube neural. Mais il est maintenant clairement établi qu'une consommation adéquate et quotidienne d'acide folique avant la conception protège le fœtus contre les malformations du tube neural.

Toutes les femmes susceptibles de devenir enceintes devraient prendre un supplément contenant 0,4 mg d'acide folique à chaque jour pour éviter cette maladie congénitale, étant donné que :

- l'alimentation fournit rarement une quantité d'acide folique suffisante pour les besoins de la grossesse ;
- les anomalies du tube neural se produisent entre le 21e et le 28e jour suivant la fécondation ;
- la majorité des femmes reçoivent la confirmation de leur grossesse après cette période cruciale ;
- près de la moitié de toutes les grossesses ne sont pas planifiées.

La supplémentation en acide folique, lorsqu'elle est prise trois mois précédant la conception et durant tout le premier trimestre de la grossesse, réduit de 50 % à 70 % le risque de ces anomalies congénitales !

Et continuez à manger beaucoup de légumes et de fruits qui vous apportent d'autres vitamines et minéraux importants pour vous assurer une grossesse en santé !

Le fer pour le souffle de vie

Le fer est un minéral qui sert à transporter l'oxygène aux cellules de nos tissus et de nos muscles et à faciliter les réactions chimiques à l'intérieur des cellules.

Pendant la grossesse, les besoins en fer (215) augmentent de 50 %. Ainsi, si vos réserves ne sont pas suffisantes avant la conception, vous risquez d'en manquer. Une carence en fer peut mener à l'anémie, dont les conséquences sont : fatigue, pâleur, diminution de la résistance aux infections. Entreprendre une grossesse fatiguée n'est pas l'idéal. Chez les femmes enceintes, la carence en fer est associée à un plus grand risque d'accouchement prématuré, de donner naissance à un enfant de plus petit poids et à des complications. Au Canada, 3 femmes sur 4 ne consomment pas assez de fer ! Rien de surprenant si on regarde de plus près leur alimentation. Le fer provenant de la viande, de la volaille et des fruits de mer est mieux absorbé que le fer provenant des végétaux. Cependant, presque la moitié des femmes ne consomment pas le nombre minimal de portions de viande et substituts recommandés, leur principale source de fer étant les produits céréaliers.

La vitamine B12 : à la base de l'ADN

La vitamine B12 se retrouve dans les produits d'origine animale comme le poisson, le lait, les œufs, les mollusques, la viande et la volaille. Les boissons de soya enrichies en contiennent également. Cette vitamine joue un rôle primordial dans la conception de la vie : elle sert à produire le matériel génétique des cellules (l'ADN) et à maintenir les globules rouges et les cellules du cerveau en santé.

Une carence en vitamine B12, aussi nommée anémie pernicieuse, peut être associée à des troubles de fertilité. En effet, des taux faibles de vitamine B12 et d'acide folique ont été observés dans le sang de certaines femmes infertiles ou qui ont eu des avortements spontanés à répétition. Un début de carence en vitamine B12 mène à une trop grande coagulation du sang et peut provoquer un avortement spontané. Une carence présente depuis plusieurs mois pourrait perturber l'ovulation ou le développement de l'ovule, empêchant ainsi son implantation et sa fécondation.

Pour un petit nombre de femmes, la supplémentation en vitamine B12 et en acide folique a été bénéfique. Toutefois, des recherches supplémentaires sont nécessaires avant de pouvoir émettre des recommandations spécifiques à cet égard.

Vous êtes végétarienne ?

Faites particulièrement attention à la vitamine B12. Presque exclusive au règne animal, la vitamine B12 est trop souvent absente du menu végétalien. Un faible apport de cette vitamine est un facteur de risque pour les malformations du tube neural. ◀

En attendant, consommez suffisamment de produits d'origine animale. Et consultez un nutritionniste pour évaluer la teneur en vitamine B12 et en acide folique de votre alimentation !

La caféine : avec modération

Pendant la période de conception, il est préférable, pour vous et votre partenaire, de limiter votre consommation de caféine. En se basant sur les effets indésirables possibles de la caféine sur certains facteurs de reproduction et de développement, Santé Canada estime que les femmes qui désirent devenir enceinte et celles qui allaitent devraient limiter leur consommation de caféine à 300 mg par jour (soit environ 2 tasses de café filtre). Une consommation quotidienne supérieure à 300 mg de caféine pourrait diminuer de 25 % les chances de concevoir chaque mois tandis qu'un apport de plus de 500 mg par jour est associé à une augmentation des risques d'avortement spontané. Les causes exactes des effets de la caféine sur la fertilité sont encore mal comprises, mais il semble qu'elle interviendrait dans le métabolisme des œstrogènes. La relation entre la caféine et la fertilité est encore plus importante chez les femmes qui fument.

Alcool : un stimulant inefficace

Plusieurs études associent la consommation d'alcool à une baisse de la fertilité chez la femme. Plus la consommation d'alcool est élevée, plus les risques de retarder la conception sont élevés. Une étude parue en 1998 dans le très célèbre *British Medical Journal* a démontré qu'une faible consommation d'alcool (moins de 5 consommations par semaine) réduit les chances de tomber enceinte. Selon une autre étude effectuée en 2001 auprès de plus de 4 000 femmes à l'université Harvard, une consommation modérée d'alcool (l'équivalent de 2 verres par jour) perturberait le processus de l'ovulation et entraînant ainsi une diminution de la capacité à concevoir. Enfin, le fait de consommer plus de 5 verres d'alcool par semaine serait également associé à un risque plus élevé d'avortement spontané. En résumé, réduisez le plus possible votre consommation d'alcool pendant la période de préconception pour augmenter vos chances d'enfanter!

À quelques kilos d'une grossesse

L'obésité et la maigreur nuisent à la fertilité. L'infertilité toucherait 3 fois plus les femmes obèses que les femmes de poids normal! Le surplus de poids sous forme de graisse diminue la fréquence de l'ovulation. En effet, les cellules adipeuses produisent des œstrogènes, une hormone sexuelle féminine. Si elles sont trop nombreuses, la quantité d'œstrogènes produite peut être à ce point importante qu'elle empêche l'ovulation. Ce risque est observé principalement chez les femmes présentant une accumulation de graisses au niveau de la taille (obésité de type pomme). Aussi, le surplus de poids augmente les risques de fausse couche. Quoi qu'il en soit, en période de conception, oubliez les diètes farfelues qui risquent d'affecter votre équilibre nutritionnel et hormonal et d'empirer la situation. S'il y a lieu, profitez plutôt de l'occasion pour améliorer certaines de vos habitudes alimentaires et de vie.

La maigreur, quant à elle, nuit au fonctionnement normal des ovaires : les femmes dont l'indice de masse corporelle est inférieur à 17 auraient 1,6 fois plus de difficulté à devenir enceintes. La puberté est déclenchée lorsque l'organisme atteint un certain poids corporel ou, plus spécifiquement, une certaine masse grasse. Ainsi, si votre masse grasse diminue en deçà de ce seuil, le taux de concentration des hormones reproductives peut être diminué. Les femmes à risque sont celles aux prises avec des troubles alimentaires, comme l'anorexie et la boulimie, et celles qui suivent des diètes très restrictives ou très basses en calories. Les athlètes de haut niveau (danseuses, marathoniennes, gymnastes, etc.) sont également plus susceptibles de présenter des irrégularités menstruelles et par conséquent de souffrir de problèmes de fertilité.

Le syndrome des ovaires polykystiques

Le syndrome des ovaires polykystiques est un trouble endocrinien commun qui affecte de 4 à 10 % des femmes en âge de procréer. Présente dès la puberté, cette condition se manifeste par l'absence de menstruations, ainsi que par de l'obésité et une pilosité abondante. Ce syndrome est causé par une perturbation hormonale.

À l'âge adulte, les femmes non traitées sont plus à risque de présenter des troubles de la reproduction que les autres femmes. Elles s'exposent aussi à d'autres problèmes de santé comme le diabète de type 2, les maladies du cœur, le cancer du sein, de l'endomètre et des ovaires.

La perte de poids constitue la première étape dans le traitement du syndrome des ovaires polykystiques. Une perte de poids modeste, représentant environ 5 % du poids, est suffisante pour entraîner une amélioration de la condition de santé incluant la fertilité. ◀

Une fumée qui n'annonce rien de bon...

L'usage de la cigarette affaiblit la fertilité naturelle et diminue les chances de succès des traitements de la fertilité. De plus, les avortements spontanés et les risques de grossesse extra-utérine sont plus fréquents chez les fumeuses. Une autre bonne raison d'écraser ! Les effets du tabac sur l'infertilité sont rapidement réversibles, et l'attente d'une grossesse est une circonstance qui facilite l'arrêt du tabagisme chez les futurs parents.

La grossesse

Porter un enfant en soi est l'une des expériences les plus extraordinaires de la vie d'une femme. La santé et le développement normal de votre bébé deviennent votre priorité, tout comme une saine alimentation.

De sa conception à sa naissance, votre bébé grandit à un rythme spectaculaire. Ses cellules se multiplient pour former des tissus et des organes. Pour fonctionner adéquatement, les cellules de votre bébé doivent recevoir suffisamment d'énergie ainsi que toutes les vitamines et les minéraux nécessaires. Et c'est dans votre propre sang qu'il puise ces précieux éléments nutritifs. La qualité de votre alimentation est donc importante pour la croissance et le bon développement de votre bébé.

Devez-vous manger pour deux ?

Vos besoins en énergie n'augmentent que légèrement durant la grossesse. Durant le premier trimestre, votre bébé passe du stade d'embryon à celui de fœtus. À ce stade, la formation de ce petit être ne requiert que 100 kcal de plus que ce que vous consommez habituellement. En d'autres mots, il vous suffit de manger une petite collation de plus dans votre journée comme une pomme, un yogourt ou une tranche de pain. Au deuxième et au troisième trimestre de votre grossesse, votre bébé grandit rapidement et requiert un peu plus d'énergie, soit 300 kcal (ou 500 kcal pour les adolescentes) de plus chaque jour. Une orange en avant-midi, un demi-sandwich au beurre d'arachide en après-midi et un verre de lait en soirée... Et voilà bébé rassasié !

Tout au long de la grossesse, vous devez donc augmenter légèrement la quantité d'aliments que vous consommez. Mais plus encore que la quantité, c'est la qualité des aliments que vous fournissez à votre bébé qui est importante.

La qualité au menu

Fournir à votre bébé tous les éléments nutritifs dont il a besoin pour se développer signifie que vous devez manger de façon équilibrée et variée. En respectant les principes d'une saine alimentation, vous assurez à votre bébé l'énergie, les vitamines et les minéraux dont il a besoin pour grandir en santé. Portez également une attention particulière à quatre éléments nutritifs importants pour votre grossesse : le fer, l'acide folique, le calcium et les acides gras essentiels.

Prenez un supplément d'acide folique chaque jour

L'acide folique est une vitamine essentielle au développement normal de la colonne vertébrale, du cerveau et du crâne de votre bébé. On en retrouve dans les abats (foie, rognons), les noix, les légumineuses, les œufs, les légumes verts feuillus, les oranges, les bananes, les champignons et les produits céréaliers enrichis en acide folique. Toutefois, l'alimentation seule ne fournit pas suffisamment d'acide folique pour combler les besoins durant la grossesse.

Il est donc recommandé à toutes les femmes enceintes de prendre un comprimé de multivitamines contenant 0,4 mg d'acide folique à chaque jour pour éviter des malformations congénitales. Mais attention de ne pas prendre plus d'un supplément de vitamines et de minéraux par jour. Prise en quantités excessives, certaines vitamines, comme la vitamine A, peuvent causer des problèmes sérieux (plus de 10 000 UI par jour de vitamine A augmente le risque de malformation à la naissance). Si vous prenez des suppléments, vérifiez la quantité de vitamines qu'ils contiennent !

Intégrez des aliments riches en fer à votre menu

Au cours du deuxième et du troisième trimestres, les besoins en fer passent de 18 à 27 mg par jour. Le fer joue un rôle important dans le transport de l'oxygène aux cellules de votre bébé. Il favorise également sa croissance et celle du placenta.

Votre menu quotidien doit donc comporter des aliments riches en fer (215) comme la viande, la volaille, le poisson, les légumineuses, les œufs et les grains entiers. Pour maximiser l'absorption du fer provenant d'aliments d'origine végétale (produits céréaliers enrichis, légumineuses), accompagnez-les d'une source de vitamine C (225) comme une orange, des fraises, des tomates ou du brocoli. Et attention au café et au thé pris pendant le repas : ces breuvages diminuent l'absorption du fer.

Au cours de la grossesse, il est possible que vos réserves en fer s'épuisent et que votre alimentation ne suffise plus à combler les besoins de votre bébé. Dans ce cas, un léger supplément de fer (30 mg) peut être recommandé par votre médecin. Il est préférable de prendre les suppléments de fer entre les repas, car certains aliments pourraient nuire à son absorption.

Buvez du lait!

Le lait est un aliment précieux pendant la grossesse : il fournit du calcium, pour le bon développement du squelette de votre bébé, et de la vitamine D, essentielle à l'absorption du calcium (219). Ces éléments nutritifs favorisent également la production du lait maternel.

Pour un apport adéquat en calcium et en vitamine D, consommez de 3 à 4 choix de produits laitiers chaque jour, dont 2 choix sous forme de lait ou de boisson de soya enrichie de ces nutriments. Un choix équivaut à 250 ml (1 tasse) de lait ou de boisson de soya enrichie, 175 ml (¾ tasse) de yogourt, 50 g (ou l'équivalent de la grosseur de deux doigts) de fromage.

Prévenez la carie dentaire chez bébé

Saviez-vous que la prévention de la carie dentaire commence dès le deuxième mois de la vie du fœtus ? À ce stade de la grossesse, le développement de la bouche, des gencives et des dents de votre bébé débute. Votre alimentation doit donc fournir au bébé les vitamines et les minéraux nécessaires à la croissance de dents saines. Une mauvaise calcification des dents de votre bébé favorisera l'apparition de caries dentaires durant l'enfance. Assurez-vous de consommer suffisamment de protéines (201), de calcium (219), de vitamine D (219) et de vitamine C (225). ◀

Ajoutez-y un peu d'acides gras essentiels

Les acides gras essentiels, incluant les acides gras oméga-3, jouent un rôle important dans le développement du cerveau et de la vision de votre bébé. Ces types de gras se retrouvent dans les huiles végétales comme l'huile de canola et de soya. Les margarines non hydrogénées et les vinaigrettes faites à base de ces huiles en contiennent également. Les arachides, certaines noix et les poissons gras (saumon, truite, thon, sardine, crevette) sont également de bonnes sources d'acides gras essentiels.

Pas n'importe quel poisson!

Certains poissons et les fruits de mer contiennent des quantités non négligeables de mercure. Des concentrations élevées de mercure absorbées au moment de la grossesse peuvent endommager le cerveau du fœtus et entraîner de graves problèmes neurologiques. Ces risques dépendent de la quantité de poisson et de fruits de mer consommés ainsi que des quantités de mercure retrouvées dans les différentes espèces de poissons de votre alimentation. Durant votre grossesse, choisissez bien le poisson que vous mettez dans votre assiette…

- Ne consommez pas de poissons contenant une forte concentration de mercure : requin, thon frais ou congelé, espadon, maquereau, achigan, doré de mer et thon blanc en conserve;
- Mangez à chaque semaine de 2 à 3 repas (environ 360 g au total) de poissons à faibles concentrations de mercure : crevettes, thon pâle en conserve, plie, saumon, truite et goberge;
- Évitez de consommer la peau et le gras qui recouvrent l'abdomen des poissons, puisque c'est à cet endroit que la majorité des contaminants sont concentrés. ◂

Consommez du poisson gras, source d'oméga-3, de deux à trois fois par semaine. Les jours où vous n'en consommez pas, intégrez une cuillérée à soupe (15 ml) d'huile de canola ou de soya à votre alimentation sous forme de vinaigrette, dans la cuisson ou dans votre gruau ! Pensez aussi aux graines de lin moulues : vous pouvez les saupoudrer sur vos céréales ou encore sur le yogourt.

L'alcool : pour un bébé à jeun…

Si bien manger est essentiel durant la grossesse, il faut toutefois porter une attention particulière aux aliments qui présentent certains risques pour le bon développement de votre bébé.

L'alcool que vous buvez pendant votre grossesse, votre bébé le boit aussi ! L'alcool traverse facilement la barrière du placenta, passant ainsi de votre sang à celui de votre bébé. À l'heure actuelle, il n'est toujours pas possible d'établir un seuil pour la quantité d'alcool sous lequel tout effet néfaste pour votre bébé est évité. Dans le doute, il est préférable de s'en passer. Les effets de l'alcool durant la grossesse dépendent d'un certain nombre de facteurs, dont la quantité d'alcool consommée, la phase de la grossesse au cours de laquelle l'alcool à été consommé et la capacité de la mère à éliminer l'alcool de son système. La consommation d'alcool peut causer des malformations à la naissance ainsi que des anomalies de croissance et de développement. Plus vous consommez d'alcool, plus les risques augmentent. Évitez donc toute consommation d'alcool durant la grossesse.

La caféine : avec modération

Une consommation modérée de caféine n'est pas dangereuse pour la santé de votre bébé. Toutefois, prise en excès, une partie de cette substance traverse le placenta et se répand dans les tissus de votre bébé. Pour éviter cette situation, il est recommandé de limiter la consommation de caféine à 300 mg par jour, soit l'équivalent de 2 tasses de café filtre (239).

Les produits de santé naturels… mais pas inoffensifs

Plusieurs personnes croient que les produits à base de plantes sont inoffensifs car ils sont dits naturels. Toutefois, très peu d'études ont examiné l'efficacité et l'innocuité de ces produits consommés pendant la grossesse. De plus, aucune loi ne permet de contrôler la liste des ingrédients contenus dans les produits de santé naturels. La quantité d'ingrédients actifs peut donc varier d'un contenant à l'autre. Des contaminants (métaux lourds, parasites, etc.) ont même déjà été retrouvés dans ces produits. Dans le doute, il vaut donc mieux s'abstenir !

Choisissez vos tisanes avec précaution

Certaines tisanes peuvent avoir des répercussions négatives sur la santé de votre bébé. Seules les tisanes de pelures d'orange ou d'agrumes, de gingembre, de mélisse officinale, de fleur de tilleul et d'églantier sont considérées comme inoffensives. De plus, les tisanes ne doivent pas remplacer les boissons qui apportent des éléments nutritifs à votre bébé, comme le lait ou les jus de fruits purs à 100 %. Évitez de boire plus de 2 à 3 tasses de ces tisanes par jour.

Les substituts du sucre : à éviter ?

La plupart des substituts du sucre (aspartame, acésulfame-K et sucralose) retrouvés dans les boissons gazeuses et les produits allégés ne semblent pas présenter de danger pour votre santé. Toutefois, étant donné le peu de données quant à l'impact des substituts du sucre sur le fœtus, il serait préférable de limiter sa consommation de ces produits. De plus, les produits sucrés contenant ces substituts du sucre ne doivent pas remplacer d'autres aliments nutritifs.

Deux substituts du sucre sont à éviter durant la grossesse en raison d'effets indésirables possibles : le cyclamate et la saccharine. Consultez la liste des ingrédients des produits « diète » ou « allégés » pour vous assurer qu'ils n'en contiennent pas. ◀

Évitez les toxi-infections alimentaires

La listériose est une infection lourde de conséquence durant la grossesse. Elle peut provoquer un avortement spontané, l'apparition soudaine de maladies ou la mortalité à la naissance.

Pour mettre toutes les chances de votre côté et éviter cette toxi-infection :

- Évitez de manger des viandes, du poisson (sushi) et des œufs crus. Cuisez la viande et la volaille suffisamment ;
- Buvez du lait pasteurisé ;
- Évitez les fromages fait de lait cru et ceux à pâte molle, de même que les pâtés ;
- Ne conservez pas la volaille et les viandes plus de 2 à 3 jours au réfrigérateur ;

- Lavez soigneusement tous les fruits et les légumes crus ;
- Assurez-vous que les aliments chauds soient servis chauds et que les aliments froids soient servis froids, afin d'éviter que les bactéries ne se multiplient ;
- Évitez la contamination d'un aliment cuit ou mangé cru par un aliment cru (p. ex. : mettre la viande hachée cuite dans l'assiette ayant servi à déposer la viande hachée crue) ;
- Lavez-vous les mains avant de manipuler des aliments. Nettoyez et désinfectez les surfaces de travail et les ustensiles qui ont été en contact avec des aliments crus.

Dix trucs anti-nausées

- Mangez des aliments que vous aimez et que vous tolérez ;
- Prenez plusieurs petits repas, toutes les 2 ou 3 heures ;
- Ne sautez pas de repas et évitez ainsi d'avoir faim ;
- Avant de vous lever le matin, croquez dans un morceau de pain sec, mangez quelques craquelins ou des céréales sèches ;
- Sortez du lit lentement et évitez les mouvements brusques ;
- Laissez de côté les aliments riches en matières grasses et les fritures. Optez plutôt pour des aliments riches en glucides comme les fruits, les céréales, le riz et les pommes de terre ;
- Évitez les aliments qui dégagent de fortes odeurs ainsi que le café, l'ail et les aliments très épicés ;
- Évitez les odeurs de cuisson en mangeant des repas froids, en ouvrant les fenêtres ou en laissant quelqu'un d'autre préparer votre repas ;
- Séparez les liquides des solides. Buvez entre les repas ;
- Ne vous brossez pas les dents immédiatement après avoir mangé et évitez le contact de la brosse à dents avec votre langue.

La consommation de fruits citrins (oranges, pamplemousses, citrons) et de gingembre (frais ou celui contenu dans le thé ou le soda) pourrait également soulager certaines femmes. Vous ne perdez rien à essayer !

Si tous ces conseils ne s'avèrent pas utiles, que vos nausées persistent et que vous perdez du poids, parlez-en à votre médecin. Il vous prescrira sans doute un médicament, le Diclectin, testé chez des femmes enceintes et sans danger ni pour vous ni pour votre bébé. ◂

Les soins beauté

Crèmes anti-âge, masques hydratants, shampoings enrichis en vitamines... Et si le secret d'une peau saine et de cheveux brillants passait aussi par votre assiette ?

La peau, les cheveux et les ongles sont des tissus vivants, tout comme le foie, le cœur et le cerveau. Des carences en certaines vitamines et minéraux peuvent assécher votre peau ou encore faire paraître ternes vos cheveux. En les nourrissant soigneusement, vous assurez le renouvellement cellulaire adéquat qui leur donne une belle vitalité.

Un régime protéiné

La peau, les cheveux et les ongles ont un point en commun : ils contiennent tous de la kératine, une protéine qui les protège des agressions extérieures comme le froid, les chapeaux, le maquillage, le savon à vaisselle et les blessures.

En quête de la beauté, beaucoup de femmes entreprennent des régimes amaigrissants sévères. Pourtant, ces régimes nuisent à l'éclat des cheveux, à une peau saine et à de beaux ongles. D'ailleurs, on retrouve parmi les signes d'une carence en protéines et en énergie (calories), des cheveux fins, clairsemés et sans lustre, une peau sèche, fine, peu élastique et ridée, ainsi que des ongles fragiles et cassants.

Puisque votre corps est incapable de faire des réserves de protéines, il doit constamment s'en procurer dans l'alimentation. Pour favoriser la production de kératine, une protéine présente dans la peau, chaque repas devrait contenir une source de protéines (201). La viande, la volaille, les œufs et le fromage en contiennent. Mais quelles sources de protéines devez-vous privilégier ?

Intégrez plus souvent à votre menu les poissons gras, les noix et les graines, le soya, ainsi que le beurre d'arachide : en plus d'être une source de protéines, ces aliments contiennent des acides gras essentiels (177) qui contribuent à la souplesse et la bonne hydratation de votre peau. Les acides gras essentiels favorisent l'entretien et le renouvellement des cellules de la peau. Ils limitent aussi la perte en eau de la peau, donc la sécheresse cutanée. Les viandes rouges et les abats contenant beaucoup de fer contribuent également renforcir vos ongles.

Une palette de légumes et de fruits colorés

Pour une peau rayonnante de santé, recherchez les légumes vert foncé et orangés et les fruits orangés. Ils contiennent des vitamines A et C, toutes deux essentielles à l'intégrité de la peau.

La vitamine A (229), tout comme les acides gras essentiels, assure à la peau un renouvellement cellulaire adéquat. Un apport insuffisant en vitamine A cause une accumulation excessive de kératine sous la peau, qui devient alors rugueuse et épaisse. Parmi les meilleures sources de vitamine A, on retrouve les carottes, les patates douces, les épinards, le cantaloup, le brocoli, la mangue et le jus de tomate. Mais attention de ne pas excéder la dose maximale recommandée (3 000 µg par jour) de vitamine A sous forme de suppléments ou d'abats (le foie et les organes des animaux constituent une réserve importante de vitamine A). Il pourrait en résulter une perte de cheveux et des problèmes de peau.

La vitamine C (225) joue également un rôle important dans la formation du collagène, une protéine qui donne à la peau sa fermeté et son élasticité. Une carence en vitamine C provoque un affaiblissement des tissus de la peau et la formation de petites vascularisations à la surface de la peau. De petites taches rouge violacé apparaissent alors sur la peau. Une production moins importante de collagène amincit également les ongles et les rends plus cassants. On retrouve de la vitamine C dans les fruits citrins (oranges, pamplemousses, etc.), les fraises, les mangues, le cantaloup, le brocoli, les épinards et les patates douces.

Boire à votre beauté

À la fin de votre journée, vous avez les yeux cernés, les lèvres sèches et la peau tendue… Avez-vous pris le temps de boire suffisamment ? Lorsque votre corps manifeste ces signaux de détresse, vous êtes déjà déshydratée. Pour demeurer bien hydratée, buvez un peu tout au long de la journée. N'attendez pas d'avoir soif, car cela signifie que la déshydratation a déjà frappé. Et n'oubliez pas que toutes les boissons comptent : eau, jus de fruits, jus de légumes, lait, tisane, thé, café, etc. Il suffit d'y penser ! (233)

Un bronzage vitaminé

Au printemps, certaines femmes se mettent au jus de carotte pour éviter le syndrome de la jambe blanche. Dans les semaines qui suivent, leur peau prend une teinte jaune orangée qui imite l'effet des rayons du soleil sur la peau. Est-ce normal ? Une consommation élevée de bêta-carotène (de la famille de la vitamine A) [229], un antioxydant présent dans les fruits et les légumes colorés, mène à une condition appelée la caroténodermie. Cette condition, caractérisée par une coloration jaune orangée de la peau, a été observée chez des personnes consommant chaque jour une quantité importante d'aliments riches en bêta-carotène pendant de longues périodes de temps (30 mg et plus de bêta-carotènes). Cet état ne semble pas dangereux et est réversible.

Mais pour obtenir une telle quantité de bêta-carotène, il faut consommer environ neuf carottes par jour. L'alimentation peut donc devenir quelque peu monotone. Pour ajouter du bêta-carotène dans votre alimentation, misez sur une variété d'aliments comme :

- Patate douce (125 ml = 9 mg de bêta-carotène)
- Carotte (1 moyenne = 3,5 mg)
- Poivron rouge (1 = 1,9 mg)
- Épinards (250 ml = 1,8 mg)
- Abricots (3 = 1,15 mg)
- Mangue (1 = 0,9)

Notez qu'il est toujours préférable de consommer le bêta-carotène sous forme d'aliments plutôt que de suppléments. Une étude publiée en 1996 a observé une augmentation des cancers du poumon chez des fumeurs prenant des suppléments (30 mg et plus) de bêta-carotène par jour ainsi que chez les grands buveurs d'alcool.

La recette anti-cellulite

Une majorité de femmes sont aux prises avec de la cellulite. Cette affection qui touche autant les femmes rondes que minces est due à une rétention d'eau et de graisses qui donne à la peau un aspect de pelure d'orange. Bien que les causes ne soient pas clairement établies, plusieurs facteurs peuvent être responsables de la cellulite. Le principal facteur est l'hérédité. Les variations hormonales, les problèmes circulatoires, le surplus de poids, le tabagisme, l'alcool et le stress peuvent également être en cause, mais de façon moins importante. Mais si la cellulite ne peut être enrayée, certaines modifications au style de vie peuvent améliorer l'apparence de la peau :

- Réduisez votre consommation de sel pour éviter la rétention d'eau ;
- Buvez suffisamment d'eau ;
- Maintenez un poids normal ;
- Raffermissez vos cuisses et vos fesses en pratiquant régulièrement des exercices qui mettent l'accent sur ces parties de votre corps. Aussi, bougez régulièrement pour stimuler la circulation du sang dans tout le corps ;
- Activez la circulation en massant vos jambes régulièrement, particulièrement si vous êtes assise ou debout longtemps ;
- Évitez de porter des vêtements serrés qui empêchent la circulation sanguine ;
- Buvez de l'alcool avec modération.

Pour un sourire éclatant

Pour que les dents soient belles, il faut tout d'abord qu'elles soient en santé. La carie dentaire est provoquée par la perte des minéraux qui contribuent à la santé des dents. Elle survient lorsque les bactéries naturellement présentes dans la bouche entrent en contact avec des aliments qui contiennent du sucre ou de l'amidon modifié. Les bactéries forment alors un acide qui attaque les dents et favorise le développement de la carie dentaire.

Mais quels aliments favorisent la carie dentaire ? Surtout les aliments cariogènes, qui contiennent beaucoup de sucre, le carburant des mauvaises bactéries de la bouche. Consultez le tableau de la valeur nutritive affiché sur l'emballage des produits alimentaires. La quantité de sucre présent dans un aliment ne devrait pas excéder 20 % du poids total. Les aliments qui contiennent de l'amidon cuit à haute température favorisent également la carie dentaire. Ce type d'amidon est rapidement transformé en sucre dans la bouche et nourrit ainsi les bactéries responsables de la carie. Parmi les aliments riches en amidon cuit à haute température, on retrouve : les biscuits, les barres de céréales et les croustilles. Est-ce que l'aliment colle aux dents ? Si oui, il risque de rester coincé entre les dents ou sur les gencives et de constituer une réserve de sucre pour les bactéries. Vous avez l'habitude de siroter des boissons sucrées durant la journée ? Attention, ces boissons maintiennent l'acidité de la bouche pendant de longues périodes, ce qui en fait un terrain propice à la carie dentaire…

Une alimentation riche en calcium (219), en protéines (201), en vitamine D (219) et en vitamine C (225) contribue à conférer une certaine résistance aux dents, mais elle n'empêche pas les aliments sucrés d'agir de façon insidieuse.

Il faut donc consommer avec modération les aliments qui favorisent la carie et les consommer de préférence en compagnie d'aliments « anti-caries » qui sont en mesure de neutraliser leurs effets néfastes.

Le fromage constitue l'aliment « anti-carie » par excellence. Il fournit des minéraux (calcium, vitamine D et phosphore) qui durcissent les dents et les rendent plus résistantes aux attaques. Il favorise aussi la reminéralisation des dents, et contient des matières grasses qui recouvrent les dents d'un film protecteur. Le fait de mastiquer un fromage à pâte ferme contribue à neutraliser l'acidité causée par les aliments sucrés.

Le lait et le yogourt fournissent également des vitamines et des minéraux essentiels à la santé des dents. Peu acides, ils ne sont pas corrosifs pour les dents. Préférez le lait nature et les yogourts peu sucrés.

Les noix et les graines contribuent également à la défense des dents contre la carie dentaire. Ces aliments ont la capacité de neutraliser l'acidité produite par la consommation d'aliments sucrés. Elles constituent donc un bon complément aux fruits séchés plutôt cariogènes.

Que penser des fruits en collation ? Les fruits contiennent naturellement beaucoup de sucre et sont généralement acides. Toutefois, il est recommandé de les mastiquer longuement afin de stimuler la salivation puisque celle-ci neutralise l'acidité présente dans la bouche. Les fruits en collation ne sont donc pas à bannir et représentent toujours une alternative nutritive intéressante.

L'acné

L'acné frappe 90 % des adolescents ainsi que plusieurs femmes au cours du cycle menstruel. L'alimentation aurait-elle un rôle à jouer dans cette inflammation de la peau tant détestée ? L'acné est causée par une hyperactivité de glandes produisant du sébum. Le sébum est une substance épaisse, sécrétée par les glandes sébacées, contenant de l'huile, de la kératine et des débris de cellules de la peau. Produit en trop grande quantité, le sébum bouche les pores de la peau et permet ainsi le développement de bactéries.

Mais qu'est-ce qui augmente la production de sébum ? Principalement, les hormones de la puberté. L'hérédité et le stress sont également d'autres facteurs qui augmentent cette production. Mais, contrairement à la croyance populaire, les aliments n'ont aucun effet sur l'acné. ◂

Énergie et performance

Le soccer du petit dernier, les devoirs de votre plus vieille, les soupers entre amis, une nouvelle promotion... Pour accomplir toutes les tâches de vos longues journées, vous devez donner à votre organisme ce qu'il y a de mieux!

Prenez trois repas par jour

Le déjeuner (141) est très souvent escamoté quand il n'est pas carrément supprimé. Ce premier repas de la journée est pourtant des plus importants : il rompt le jeûne de la nuit et fournit au cerveau l'énergie nécessaire pour fonctionner à plein régime. Au réveil, le cerveau et les muscles ont besoin de carburant pour s'activer et entreprendre les différentes activités de la matinée. À vide, l'organisme fonctionne au ralenti. Des études effectuées à travers le monde démontrent que les enfants qui ne déjeunent pas réussissent rarement à récupérer, plus tard dans la journée, les éléments nutritifs perdus. Ces enfants sont souvent fatigués et inattentifs en classe, ce qui diminue leur capacité d'apprentissage, et ils sont plus irritables. Les femmes adultes vivent la même chose!

Beaucoup de femmes dînent également trop légèrement (pomme et yogourt; muffin et café, salade verte et yogourt; etc.) par souci de maintenir ou de perdre du poids. Malheureusement, en agissant ainsi, c'est habituellement le contraire qui se produit. À la pause de 15 h, les dîners incomplets se traduisent souvent par une rage de sucre à la cantine ou à la machine distributrice. Ayant l'estomac dans les talons, on porte nos choix vers des aliments denses en énergie (riches en sucres et en gras) (149) et pauvres en vitamines et en minéraux… et on vient de rattraper, sinon de dépasser, les calories qu'on voulait épargner avec un dîner léger !

Ce genre de repas pris à l'heure du midi peut aussi être responsable du fameux coup de barre de 15 h qui vous enlève toute énergie pour le reste de la journée. Si vous résistez à l'envie de manger en après-midi, un appétit d'ogre se traduira par un repas du soir trop copieux qui risque d'alourdir et d'entraîner un sommeil non réparateur… et voilà le cercle vicieux de la fatigue qui s'installe.

Pourquoi cet effet ? Premièrement, parce que ce type de repas est insuffisant. Pour être complet, le repas du midi devrait contenir des aliments provenant d'au moins 3 des 4 principaux groupes d'aliments (141), soit les fruits et légumes, les produits céréaliers, les produits laitiers et les viandes et substituts. Deuxièmement, parce que les aliments ne se digèrent pas au même rythme. Les glucides simples, comme ceux qui sont présents dans les fruits, mettent environ 30 minutes à être digérés ; les glucides complexes, comme ceux des céréales et des pâtes, prennent de 60 à 90 minutes ; et les protéines, quant à elles, mettent de 3 à 4 heures. Ainsi, si vous avez un repas constitué uniquement de glucides (pomme, yogourt, salade ou muffin, etc.), ces derniers seront vite digérés et vous aurez faim peu de temps après le repas. Une baisse de la glycémie, le taux de sucre dans le sang, est un des facteurs qui transmettent au cerveau un message de faim. Le but est donc de retarder cette baisse de glycémie en consommant des aliments à digestion et à absorption lente.

Prévenez ces pannes sèches d'énergie : intégrez des sources de protéines (201). Digérées plus lentement, les protéines prolongent le sentiment de satiété et vous fourniront de l'énergie jusqu'au prochain repas. Les protéines participent également à la fabrication des neurotransmetteurs, ces cellules qui servent d'agents de communication dans le cerveau. Et ajoutez des fibres alimentaires (193) aux repas. Tout comme les protéines, les fibres alimentaires rassasient plus rapidement et prolongent le sentiment de satisfaction. Les aliments riches en fibres sont aussi des sources importantes de glucides, le carburant préféré de nos cellules.

Pas de régimes réduits en glucides !

Votre cerveau utilise un seul carburant : le glucose, un sucre produit à partir des glucides contenus dans les aliments consommés. Les aliments contenant des glucides sont les légumes, les fruits, les produits céréaliers (pain, pâte, riz, céréales), les légumineuses et certains produits laitiers (lait et yogourt).

Pour fonctionner, chacune de vos cellules a besoin d'énergie, et comme elles n'arrêtent jamais, votre corps doit constamment être approvisionné en glucose, qui agit comme carburant. À lui seul, le cerveau consomme environ 140 g de glucose chaque jour, soit l'équivalent du contenu en glucides de 9 tranches de pain !

Les glucides complexes, comme ceux qui sont contenus dans les produits céréaliers à grains entiers, favorisent l'attention et la concentration tout au long de la journée. Ainsi, les fameux P ou féculents, que plusieurs diètes populaires évitent comme la peste, devraient être inclus à chaque repas ! Il est vrai que l'élimination de ce groupe d'aliments de votre alimentation peut provoquer une perte de poids. Par contre, cette perte de poids est tout simplement attribuable au fait que vous mangez moins (donc moins de calories) et non pas parce que vous avez banni les féculents ! Aucun aliment ou groupe d'aliments n'a le pouvoir de faire engraisser ou de faire maigrir ! C'est la globalité du régime qu'il faut regarder et surtout l'équilibre entre les calories ingérées et celles qui sont dépensées.

Une énergie d'enfer ! 215

Saviez-vous que la fatigue et la perte de productivité au travail constituent un des signes d'un apport en fer insuffisant ? Le fer sert à transporter l'oxygène aux cellules de nos tissus et de nos muscles, et à faciliter les réactions chimiques à l'intérieur des cellules. La carence en fer est la carence la plus répandue au Canada et à travers le monde. Plus de 30 % de la population mondiale en serait affectée. Les femmes en âge de procréer ou qui sont enceintes, les adolescentes, les enfants d'âge prépubère et les nourrissons sont des groupes à haut risque de carence en fer. Une carence en fer peut mener à l'anémie, qui entraîne une difficulté à contrôler sa température corporelle et un affaiblissement du système immunitaire. Chez les

Oxygénez-vous l'esprit

Pour recharger vos batteries, rien de tel qu'une petite pause dans la journée. Au travail, prenez une marche à l'heure de la pause ou prenez le temps de dîner entre collègues. À la maison, accordez-vous un moment pour lire, aller au gym ou au salon de beauté. ◀

femmes enceintes, la carence en fer est associée à un plus grand risque d'accoucher prématurément, de donner naissance à un enfant de plus petit poids et d'avoir des complications.

Du poisson, une option intelligente!

Le cerveau est constitué à 60% de graisses. Les gras que nous absorbons influencent ainsi la composition et la qualité des gras de notre cerveau. Les acides gras essentiels sont particulièrement importants pour assurer l'intégrité, la fluidité et la perméabilité des cellules de notre cerveau. Les acides gras oméga-3, particulièrement ceux qui proviennent des poissons, joueraient un rôle important sur le plan cérébral: ils sont essentiels à la croissance et au développement fonctionnel du cerveau des enfants et sont requis pour le maintien des fonctions cérébrales chez l'adulte.

Un apport adéquat en ces acides gras oméga-3 permet d'améliorer les capacités d'apprentissage, alors que des déficits sont associés à des difficultés d'apprentissage. De plus, la consommation régulière de poisson gras aiderait à la prévention de la maladie d'Alzheimer! Encore une fois, on n'échappe pas aux effets bénéfiques des poissons riches en acides gras oméga-3! ◂

Pas de caféine en soirée (239)

Il est vrai que la caféine prise en quantité modérée (soit l'équivalent de 3-4 tasses) peut temporairement augmenter votre niveau de vigilance et vos capacités d'attention. Toutefois, l'effet de la caféine peut varier d'une personne à l'autre et les effets recherchés de vigilance peuvent parfois nous jouer des tours: le café, pris en soirée, risque de perturber votre sommeil et d'avoir ainsi des effets dévastateurs sur votre journée du lendemain. Il est donc préférable de consommer cette boisson pendant la journée. Pendant la soirée, préférez les infusions ou autres boissons chaudes pour vous préparer à une bonne nuit de sommeil réparateur.

Les migraines

Environ 17 % des Canadiens souffrent de migraine, dont 70 % de femmes ! Et bien que les changements alimentaires ne fassent habituellement pas cesser les migraines, faire des choix judicieux peut aider à en diminuer la fréquence et l'intensité.

La migraine est causée par une cascade complexe de réactions chimiques, neurologiques et vasculaires commandant la dilatation des vaisseaux sanguins entourant le cerveau. Ce gonflement des vaisseaux sanguins provoque un afflux de sang gorgé de substances inflammatoires et engendrant des sensations douloureuses dans les tissus autour du cerveau.

Migraine ou mal de tête?

La migraine n'est pas qu'un simple mal de tête. Elle se distingue entre autres par :

- des élancements douloureux d'une intensité modérée à sévère ;
- une durée de 4 à 72 heures ;
- des nausées ou des vomissements occasionnels ;
- une grande sensibilité aux bruits et à la lumière. ◂

Mais quel est l'élément déclencheur de cette cascade infernale? La réponse n'est pas simple. Dans la majorité des cas, les migraines ne sont pas attribuables à un seul déclencheur, mais plutôt à une combinaison d'événements. Les déclencheurs varient également d'une personne à une autre.

Les hormones au banc des accusés

Chez les femmes, une hormone sexuelle exerce une grande influence sur l'apparition des migraines : l'œstrogène. Avant la puberté, les migraines peuvent affecter autant les garçons que les filles. Mais à l'âge adulte, les femmes sont trois fois plus nombreuses que les hommes à en souffrir ! Les fluctuations des taux d'œstrogènes dans le sang au cours du cycle menstruel, de la grossesse et de la ménopause peuvent déclencher des migraines chez certaines femmes. Les contraceptifs oraux peuvent également atténuer ou déclencher les crises.

Chez la femme comme chez l'homme, d'autres facteurs peuvent également déclencher une migraine : le stress émotionnel (colère, anxiété, dépression, etc.), le stress physique (fatigue, sommeil perturbé, tensions musculaires à la nuque, etc.), l'environnement (fumée de cigarette, luminosité, bruits, etc.) et bien sûr, l'alimentation…

Le régime anti-migraine

Les changements alimentaires ne font habituellement pas cesser les migraines. Par contre, l'élimination des aliments déclencheurs peut en diminuer la fréquence et l'intensité. C'est donc une option à ne pas négliger !

1. Mangez régulièrement dans la journée

Sauter un repas a un effet négatif sur le corps humain, principalement sur les hormones liées au contrôle de la faim. Ces mêmes hormones pourraient être en cause dans le mécanisme déclencheur des migraines.

2. Buvez

La déshydratation influence la pression sanguine et le transport de l'oxygène et des nutriments au cerveau, ce qui peut causer des migraines.

3. Modérez votre consommation d'alcool

La consommation d'alcool peut mener à l'apparition des migraines, surtout lorsqu'on dépasse ses limites!

4. Évitez les aliments susceptibles de causer des migraines

Les crises de migraine sont souvent associées à certains composés présents naturellement dans les aliments. Ces composés auraient un effet direct sur la contraction ou la dilatation des vaisseaux sanguins dans le cerveau. D'autres provoqueraient une réaction allergique dont le principal symptôme serait la migraine.

Il n'est pas nécessaire d'éliminer tous ces aliments de votre alimentation. Commencez par observer si vos migraines se manifestent habituellement après la consommation de certains de ces aliments. Ensuite, diminuez graduellement la consommation des aliments soupçonnés afin de voir s'il y a une amélioration.

Éléments déclencheurs potentiels	Sources alimentaires
Tyramine	Fromages vieillis (parmesan, cheddar) Vin rouge Crème sûre, sauce soya
Caféine	Café, thé Boissons gazeuses Chocolat
Aspartame (Substitut du sucre)	Boissons gazeuses « diète » Jell-o « léger » Bonbons et gommes sans sucre
Nitrite (agent de conservation)	Pepperoni, salami Jambon, bacon, saucisses Poissons fumés
Glutamate monosodique (GMS) (Rehausseur de saveur)	Mets chinois Soupes en conserve Mets congelés
Autres aliments	Agrumes, ananas, raisins Choucroute, pois chiches, oignons Bière, levure

Les suppléments et les produits naturels

On prétend que plusieurs suppléments et produits de santé naturels que l'on retrouve sur les étagères des pharmacies peuvent traiter ou prévenir les migraines. Bien que l'efficacité et l'innocuité de la plupart de ces produits n'aient pas été démontrées, quelques-uns pourraient bien vous aider à soulager vos maux de têtes :

- **Riboflavine** : la riboflavine, aussi appelée vitamine B2, pourrait réduire la fréquence et la durée des migraines. La prise de suppléments de riboflavine réduirait la fréquence des migraines de moitié chez 60 % des migraineux! Toutefois, pour être efficace, la riboflavine doit être ingérée en quantités très élevées, soit 400 mg par jour. Ceci correspond à 200 fois les apports recommandés en riboflavine. Une telle quantité de cet élément peut occasionner de la diarrhée ou provoquer une envie fréquente d'uriner. Les personnes atteintes de problèmes rénaux doivent absolument éviter de grandes doses de riboflavine.

- **Coenzyme Q10** : tout comme pour la riboflavine, le fait de prendre 150 mg de coenzyme Q10 quotidiennement pourrait réduire la fréquence des migraines de moitié chez 61 % des patients. Des doses inférieures à 300 mg par jour sont généralement bien tolérées. En quantité plus élevée, ce produit peut causer de la diarrhée et des nausées.

- **Magnésium** : des experts suggèrent que chez certaines personnes, la migraine pourrait être provoquée par une carence en magnésium dans l'organisme. L'administration intraveineuse de 1 g de magnésium permet en effet de soulager rapidement les maux de tête, particulièrement chez les personnes dont la concentration de magnésium dans l'organisme est faible. Cette injection doit toutefois être donnée sous supervision médicale et est déconseillée aux personnes présentant des problèmes cardiaques ou rénaux.

  Aussi, une supplémentation en magnésium (600 mg par jour) pourrait réduire la fréquence des migraines. La dose limite considérée comme sécuritaire chez les adultes est de 350 mg par jour. En quantité élevée, la supplémentation provoque de la diarrhée, des risques d'hypermagnésémie chez les personnes présentant des problèmes rénaux et de l'arythmie chez celles qui présentent des problèmes cardiaques. Les suppléments de gluconate ou de chlorure de magnésium semblent provoquer moins de diarrhée.

- **Grande camomille**: Cette plante vivace de la famille des astéracées est très utilisée en médecine naturelle, notamment pour la prévention des maux de tête. Selon plusieurs études, la grande camomille réduirait la fréquence des migraines. Santé Canada autorise d'ailleurs les allégations relatives à la prévention de la migraine pour les produits à base de feuilles de grande camomille.

L'utilisation de grande camomille nécessite toutefois quelques précautions. Les capsules de feuilles entières de la grande camomille réduisent les risques d'irritation de la bouche. Aussi, l'ingestion à long terme de cette plante peut

Mon journal des migraines

Pour prévenir les migraines, il faut tout d'abord être en mesure d'identifier le ou les éléments déclencheurs. La tenue d'un journal des migraines peut alors être d'une grande aide.

À chaque migraine, notez dans un journal les circonstances entourant son arrivée: aliments consommés dans les 24 dernières heures, symptômes, état physique et psychologique (tension musculaire, stress, anxiété, colère, etc.), conditions extérieures (bruits, lumières, odeurs persistantes, etc.).

En compilant ces données et en les analysant, il vous sera plus facile d'identifier les éléments à éviter ou à mieux contrôler. Apprenez également à reconnaître les symptômes précédant la migraine pour être en mesure d'agir plus rapidement afin d'éviter ou d'atténuer l'intensité de la migraine. ◀

entraîner de la dépendance. Il est donc préférable de cesser progressivement son utilisation pour éviter les effets secondaires liés au sevrage comme la nervosité, les maux de tête, l'insomnie et la fatigue. Les personnes allergiques à l'herbe à poux ou à une plante de la même famille devraient également s'abstenir d'en consommer. Enfin, les personnes prenant des médicaments anticoagulants, comme la warfarine, doivent éviter ce produit.

Dans le cas des autres suppléments et produits de santé naturels, les données scientifiques actuelles ne permettent pas de confirmer leur efficacité et/ou leur innocuité pour la santé de la population. Leur usage n'est donc pas recommandé en prévention ou en traitement des migraines.

Prévention des maladies cardiovasculaires

Les maladies du cœur ne touchent pas exclusivement les hommes : elles sont devenues la première cause de mortalité chez les femmes canadiennes, devançant le cancer du sein !

Le cœur est un des organes les plus importants de l'organisme. Il a pour mission de propulser le sang à tous les tissus et les organes. Il permet ainsi un transport adéquat des éléments nutritifs et de l'oxygène à toutes les cellules du corps.

Différents facteurs de risque peuvent compromettre la santé de votre cœur. Certains de ces facteurs ne peuvent être modifiés. Par exemple, notre cœur vieillit tout comme nous et devient moins efficace avec l'âge. Certains gènes prédisposent également à des maladies du cœur. Les femmes qui ont des antécédents familiaux de maladies du cœur prématurées sont donc plus à risque que les autres. Les femmes d'origine autochtone, africaine et sud-asiatique sont également porteuses d'un bagage génétique qui les rend plus à risque.

De plus, certains facteurs de risque sont propres aux femmes. C'est le cas de la ménopause, du diabète ainsi que du tabagisme combiné à la prise de contraceptifs oraux chez les femmes de plus de 35 ans.

Statistiques

- Au Canada, 2 femmes sur 5 décèdent d'une maladie du cœur ou d'un accident vasculaire cérébral;
- Les femmes canadiennes meurent huit fois plus d'une maladie du cœur que du cancer du sein;
- Statistique Canada prévoit que le taux de mortalité chez la femme dû aux maladies du cœur augmentera de 28% en 2016! ◀

Mais, bonne nouvelle: chez la femme, plusieurs autres facteurs de risque peuvent être modifiés, contrôlés ou traités! Des niveaux élevés de cholestérol sanguin, une tension artérielle élevée, le stress, le surplus de poids, la sédentarité et le tabagisme sont des exemples de facteurs de risque modifiables.

Le cholestérol sanguin

Le cholestérol est un des matériaux de base des cellules de notre corps. Bien que notre alimentation en fournisse, notre foie en est le principal manufacturier. Du foie, le cholestérol doit être transporté vers les cellules de notre corps par des «nacelles» spécialisées. Deux types de «nacelles» sont les lipoprotéines de basse densité (LDL: *low density lipoproteins*) et les lipoprotéines de haute densité (HDL: *high density lipoproteins*) aussi appelées «mauvais cholestérol» et «bon cholestérol».

Les LDL ont une capacité maximale de chargement. S'il y a trop de cholestérol dans le sang, les LDL ne peuvent suffire à la tâche et laissent l'excédent de cholestérol en circulation dans le sang. Le cholestérol s'accumule alors sur les parois des artères et cause un rétrécissement de ces conduits. Le sang a de plus en plus de difficulté à parcourir le corps. Des caillots de sang risquent de se former et de bloquer les artères. Une mauvaise circulation sanguine augmente le travail du cœur et peut mener à une insuffisance cardiaque. Le blocage d'une artère ou d'un vaisseau peut empêcher l'oxygénation et l'alimentation de certaines cellules du cerveau ou du cœur. La mort de ces cellules mène à l'accident vasculaire cérébral ou à l'infarctus du myocarde. Une quantité élevée de LDL circulant dans le sang n'est donc pas de bonne augure.

Le cholestérol alimentaire influence-t-il le cholestérol sanguin ?

Le cholestérol provenant des aliments a, pour sa part, peu d'influence sur les taux de cholestérol sanguin de la plupart des gens. Lorsque vous consommez plus de cholestérol que nécessaire, votre corps en produit moins, question de maintenir l'équilibre. C'est plutôt l'alimentation riche en matières grasses qui est responsable d'une élévation du cholestérol sanguin. La qualité des matières grasses (177) dans votre alimentation est également très importante. Plus précisément, c'est la quantité totale de matières grasses, ainsi que les gras saturés et trans, qui influencent le plus votre taux de cholestérol sanguin.

Chez certaines personnes, le cholestérol alimentaire peut faire augmenter le taux de cholestérol sanguin. Le cholestérol alimentaire se retrouve uniquement dans les aliments d'origine animale comme la viande, la volaille, le poisson et les produits laitiers. ◀

Pour leur part, les HDL ont une fonction de nettoyage des artères. Ils circulent dans les artères et les vaisseaux sanguins et ramassent les dépôts de cholestérol pour les ramener au foie afin qu'ils soient éliminés de l'organisme. **Petit aide-mémoire**: dans votre sang, la quantité de **LDL** doit être **L**imitée et celle de **HDL**, la plus **H**aute possible.

Tension artérielle

Saviez-vous qu'une tension artérielle élevée peut doubler, voire même tripler, votre risque de maladie du cœur, d'accident vasculaire cérébral et de maladies des reins ? Et comme aucun symptôme particulier n'accompagne cette maladie, la tension artérielle devrait être vérifiée régulièrement par un médecin. Les femmes qui ont des antécédents familiaux d'hypertension, qui en ont souffert pendant leur grossesse, qui sont postménopausées ou qui prennent des contraceptifs oraux, doivent porter une attention encore plus importante à leur tension artérielle.

La tension artérielle correspond à la pression que le sang exerce sur la paroi des vaisseaux ou des artères. La force que le cœur exerce pour propulser le sang dans les vaisseaux est appelée tension systolique. Lorsque le cœur est au repos, on parle de tension diastolique. Votre tension artérielle est dite normale si la tension systolique est inférieure à 140 mmHg et la tension diastolique inférieure à 90 mmHg. Si votre tension artérielle est élevée, consultez votre médecin. Des médicaments pourraient être nécessaires. Plusieurs modifications au style de vie peuvent également vous aider à réduire votre tension artérielle.

En 1997, un groupe du centre de recherche clinique Welch de l'université Johns Hopkins à Baltimore a étudié une diète ayant obtenue des résultats surprenants sur la tension artérielle : la diète DASH (*Dietary Approaches to Stop Hypertension*). En deux semaines, une diminution importante de la tension artérielle a été observée chez les participants suivant cette diète. Et cette dernière s'est révélée particulièrement efficace chez les gens ayant une tension artérielle plus élevée !

Mais quel est le secret de cette diète ? La diète DASH ressemble beaucoup aux principes de l'assiette bien-être. La diète DASH recommande toutefois une plus grande quantité de fruits et de légumes. Elle divise également les sources de protéines en deux catégories : la volaille, le poisson, les légumineuses, et les noix que l'on doit préférer aux viandes rouges. Cette diète propose également un nombre de portions quotidiennes plus précis pour chaque groupe d'aliments.

Groupes d'aliments	**Portions recommandées DASH**
Produits céréaliers à grains entiers	7 à 8 par jour
Légumes	4 à 5 par jour
Fruits	4 à 5 par jour
Produits laitiers faibles en gras	2 à 3 par jour
Viande,volaille, poisson	Moins de 2 par jour
Légumineuses, noix et graines	4 à 5 par semaine
Matières grasses	2 à 3 par jour
Collations et sucreries	5 par semaine

Mais qu'advient-il de la recommandation de diminuer la consommation de sodium ? Et bien, des études ont démontré que le fait de suivre la diète DASH tout en réduisant sa consommation de sodium [235] était encore plus efficace que de suivre la diète DASH seule !

Des symptômes différents

Les femmes présentent des symptômes de maladies du cœur qui sont différents de ceux des hommes : seulement 20 % des femmes éprouvent un engourdissement au bras gauche et une importante douleur à la poitrine.

Chez la femme, les signes (un ou plusieurs) avant-coureurs sont :

- un épuisement inhabituel au cours d'une activité ;
- une vague douleur à la poitrine qui disparaît au repos ;
- une douleur irradiant dans la poitrine, le bras, le cou, la mâchoire ou le dos durant au moins 10 minutes ;
- une douleur inhabituelle dans l'un ou les deux bras ;
- une sensation de malaise ;
- une difficulté à respirer, un essoufflement, une transpiration ou une faiblesse ;
- des nausées, des vomissements et/ou des indigestions. ◀

La sédentarité

Les femmes qui pratiquent une activité physique régulièrement sont deux fois moins à risque de développer une maladie du cœur. Bouger au quotidien augmente le bon cholestérol dans le sang et améliore l'efficacité du cœur. De plus, l'exercice aide à gérer le stress, un autre facteur de risque des maladies du cœur.

Et nul besoin de courir le marathon! Il suffit d'intégrer à sa routine quotidienne quelques activités d'intensité modérée de 10 à 20 minutes chacune, pour un total de 30 à 60 minutes par jour. Par exemple, vous pouvez stationner votre automobile à 10 minutes de marche de votre lieu de travail. Le simple aller-retour effectué d'un bon pas ajoute 20 minutes d'activité physique au décompte. Montez les escaliers pour vous rendre à votre bureau et offrez-vous une petite séance d'assouplissement sur l'heure du dîner et vous atteindrez votre objectif!

Surplus de poids

Chez les femmes qui présentent un surplus de poids, le risque de crise cardiaque est de 2 à 3 fois plus élevé que chez celles qui maintiennent un poids normal! Le surplus de poids constitue une surcharge de travail pour le cœur, augmente le taux de cholestérol dans le sang, la tension artérielle et les risques d'être atteint de diabète.

Mais plus que le surplus de poids, c'est sa distribution qui est importante: un excès de graisse situé au niveau de l'abdomen augmente particulièrement les risques de maladies du cœur. Mesurez votre tour de taille à l'aide d'un ruban à mesurer. Si cette mesure est supérieure à 88 cm (35 po), vos risques de maladies du cœur augmentent, que vous présentiez un surplus de poids ou non. Consultez un médecin.

L'assiette saine pour le cœur

L'assiette saine pour le cœur de la femme a pour objectif de limiter la quantité de LDL circulant dans le sang et d'augmenter le plus possible les HDL. Elle doit également faciliter le maintien d'une tension artérielle et d'un poids normaux.

Pour y arriver, divisez votre assiette en quatre. Remplissez la moitié de légumes (ou de fruits au déjeuner), un quart de produits céréaliers à grains entiers et un autre quart d'une source de protéines soigneusement choisie.

1. La source de protéines

- Savourez un **poisson gras** de 2 à 3 fois par semaine.

  Le saumon, le thon, la truite saumonée et la sardine sont de bonnes sources d'oméga-3. Les gras oméga-3 ont un effet protecteur contre les maladies du cœur en diminuant la quantité de triglycérides et de LDL circulant dans le sang, en prévenant la formation de plaques dans les artères et de caillots sanguins, et en détendant les parois des vaisseaux sanguins.

  Les graines de lin moulues, le soya, certaines huiles (canola, lin, noix, soya) et noix fournissent également des oméga-3. Toutefois, les gras oméga-3 provenant des poissons fournissent une plus grande protection pour le cœur en s'intégrant directement à la membrane des cellules du corps, dont le cœur.

- Intégrez plus souvent le **tofu** à votre menu.

  Des chercheurs qui ont effectué une étude auprès de 65 000 femmes habitant à Shanghai ont observé une réduction des risques de maladies du cœur de 75 % chez les femmes consommant une à deux portions de produits de soya chaque jour !

  Le tofu contient une foule d'éléments nutritifs bénéfiques pour le cœur. Il regorge d'isoflavones, des antioxydants qui protègent votre cœur contre les radicaux libres. Ces derniers endommagent les cellules de l'organisme, tout comme la rouille sur un véhicule. Les antioxydants constituent « l'antirouille » par excellence de votre corps. Le tofu contient de bons gras (gras mono et polyinsaturés) qui contribuent à nettoyer vos artères des dépôts de cholestérol. Les protéines de soya utilisées dans la production du tofu contribuent également à augmenter la quantité de HDL dans le sang et, par conséquent, à réduire la quantité de cholestérol sanguin.

- Remplacez plus souvent la viande rouge par des **légumineuses.**

  Haricots, pois chiches, lentilles, pois cassés… Il existe autant de légumineuses que de bienfaits sur la santé de votre cœur. Les études le démontrent : les personnes consommant régulièrement des légumineuses tendent à avoir un poids normal et à maintenir plus facilement une tension artérielle normale. De plus, les légumineuses participant à augmenter la quantité de HDL dans le sang, participant ainsi au grand ménage des artères. En plus, les légumineuses fournissent des fibres alimentaires et des éléments nutritifs bons pour le cœur, comme des antioxydants, du potassium, du magnésium, de l'acide folique et d'autres vitamines du groupe B.

  Tout comme la viande, les légumineuses fournissent des protéines mais les gras saturés en moins !

- Choisissez des **coupes de viandes fraîches et maigres**

  La viande et le gras animal sont des sources de gras saturés, un des principaux responsables alimentaires de l'augmentation du LDL. Choisissez des coupes de

À chaque huile sa place

À la cuisson comme à la table, les huiles offrent un substitut de prestige à la margarine hydrogénée, au beurre ou à la mayonnaise. Accueillez l'huile d'olive pour sa forte teneur en acides gras monoinsaturés (AGMI), un type de gras jouant un rôle important dans la prévention des maladies du cœur. Servez-la en vinaigrette ou en trempette pour le pain. Pour la cuisson ou pour la confection des muffins, réservez une place de choix aux huiles de canola ou de soya. Contrairement à l'huile d'olive, ces huiles contiennent des acides gras essentiels.

Et attention de ne pas trop chauffer vos huiles. Lorsque vous voyez une fumée bleue se dégager de la poêle, c'est que les molécules de gras se décomposent et produisent des substances toxiques qui irritent les voies respiratoires et le système digestif. Ces molécules sont potentiellement cancérigènes.

Conservez les huiles au réfrigérateur ou dans un endroit frais à l'abri de la lumière et de l'oxygène. Vous éviterez ainsi que vos huiles ne rancissent et conserverez toute leur valeur nutritive ! ◀

viandes plus maigres, comme la viande hachée extra-maigre, les coupes de bœuf de ronde ou de surlonge, la longe ou le filet du porc, et enlevez tout le gras visible autour de la viande et de la volaille. Préférez également les viandes fraîches aux viandes transformées (jambon, saucisson, bacon, etc.). Les viandes fraîches contiennent moins de sodium et facilitent le maintien d'une tension artérielle normale.

Utilisez des modes de cuisson faibles en matières grasses comme la cuisson au four, sur le grill, en sauté ou au BBQ. Cuisinez avec peu de matières grasses, utilisant de préférence des huiles.

2. **Les grains entiers**

   Un quart de l'assiette saine pour le cœur doit être occupée par des produits céréaliers à grains entiers, comme le riz brun, les pâtes de blé entier, le boulghour ou un pain multigrain. Les grains entiers offrent toutes les parties du grain : le son, l'endosperme et le germe. Au cours du processus de raffinement, les grains raffinés perdent le germe et le son. Le pain blanc, la farine blanche et le riz blanc vous fournissent donc uniquement l'endosperme du grain. Or, c'est dans le germe et le son que se retrouvent la presque totalité des éléments nutritifs bénéfiques pour la santé du cœur ! Le son contient des fibres alimentaires et des antioxydants, des composés aidant à réduire le taux de cholestérol dans le sang. Le germe fournit pour sa part de la vitamine E, du cuivre, du sélénium et d'autres composés importants dans la prévention des maladies.

   Une alimentation riche en fibres alimentaires a des effets bénéfiques sur la santé du cœur en réduisant la quantité de LDL circulant dans le sang et en abaissant le niveau des triglycérides et la tension artérielle. Il est recommandé aux femmes de consommer environ 25 g de fibres (193), par jour provenant des légumes, des fruits, des produits céréaliers à grains entiers et des légumineuses. Accompagnez votre source de protéines de riz brun, de pâtes de blé entier, de boulghour plutôt que de couscous ou de pain à grains entiers.

Les gras trans au banc des accusés

Les gras trans ont le même effet sur les LDL que les gras saturés. Ces gras proviennent à l'origine de bons gras (gras polyinsaturés) qui ont été transformés artificiellement par un processus industriel appelé hydrogénation. L'hydrogénation implique la transformation d'une huile liquide en graisse solide.

Les acides gras trans se retrouvent donc dans la plupart des produits «*trans*formés», comme: les shortening, les margarines partiellement hydrogénées, les biscuits et desserts commerciaux, les craquelins, les produits de boulangeries du supermarché, les croustilles et les frites surgelées. Certains de ces produits sont toutefois maintenant offerts sur le marché sans gras trans.

- Préférez les margarines non hydrogénées aux margarines dures;
- Vérifiez la quantité d'acides gras trans sur le tableau d'information nutritionnelle des étiquettes de produits alimentaires. Combinés avec les acides gras saturés, ils ne devraient pas fournir plus de 10% de la valeur quotidienne par portion;
- Consultez la liste des ingrédients. Les mots «hydrogéné» et «partiellement hydrogéné» indiquent la présence de gras trans dans les aliments. Bien qu'elles proviennent du règne végétal, les huiles de palme et de coco contiennent des gras saturés, aussi néfastes pour la santé du cœur. ◀

Et attention aux produits de boulangeries, comme les croissants, les muffins commerciaux, les biscuits, les beignes et les brioches. Chez les Canadiennes, ce sont les principales sources de gras trans, loin devant la restauration rapide et les croustilles! Ces gras ont des effets encore plus dommageables pour la santé du cœur que les gras saturés.

3. **Les légumes à volonté**

   Réservez aux légumes la moitié de votre assiette ! Les légumes et les fruits contribuent à prévenir les maladies du cœur en fournissant à l'organisme les substances protectrices dont il a besoin, comme des vitamines, des minéraux, des fibres et des antioxydants. Ces derniers sont une substance qui empêche les molécules d'oxygène disponibles dans le sang de se combiner au LDL, une étape critique dans le développement des maladies du cœur. Choisissez des légumes et des fruits colorés : plus ils ont de la couleur, plus ils contiennent d'éléments nutritifs !

   De plus, les légumes contribuent à maintenir un poids normal, un autre facteur de prévention des maladies du cœur. Les légumes sont des aliments à faible densité calorique (149), c'est-à-dire qu'ils contiennent une petite quantité de calories dans un grand volume d'aliment. Ils sont moins caloriques, occupent plus de volume dans votre assiette et dans votre estomac, et sont plus longs à digérer.

Et si vous choisissez d'accompagner votre assiette saine pour le cœur d'un verre d'alcool, allez-y avec modération. Boire un verre d'alcool par jour semble avoir un effet favorable sur la santé du cœur en augmentant la quantité de HDL dans le sang et en réduisant les risques de formation de caillots sanguins. Et bien que tous les types d'alcool offrent une certaine protection, les flavonoïdes (antioxydants) du vin rouge lui donneraient une longueur d'avance. Mais l'alcool ne devrait pas être

Beurre ou margarine ?

Ces deux corps gras contiennent exactement la même quantité de gras (80 % de gras) et de calories (100 Kcal par c. à table). Ils se différencient selon le type d'acides gras qu'ils contiennent.

Le beurre est un aliment relativement peu transformé. Mais étant d'origine animale, il contient des gras saturés (66 % de ces gras) et une petite quantité de cholestérol. Or, on a tendance à croire que les margarines sont meilleures pour la santé que le beurre car, étant faites d'huiles végétales, elles ne contiennent pas de cholestérol et renferment beaucoup moins de gras saturés. Toutefois, d'un point de vue nutritionnel, les margarines ne sont pas toutes égales :

- Les margarines dures contiennent beaucoup de gras trans car elles sont faites à partir d'huiles végétales qui ont été partiellement hydrogénées. En fait, 42 % des gras de ces margarines sont des gras trans. Ces margarines sont à éviter ;
- Les margarines molles, elles, sont plutôt fabriquées avec des huiles végétales non hydrogénées (donc exemptes de gras trans) qui sont une source d'acides gras essentiels. Consultez la liste des ingrédients et assurez vous que l'huile utilisée est non hydrogénée.

Peut-on trancher la question ? Pas vraiment. Le beurre et la margarine ont tous deux leurs avantages et leurs inconvénients. Tout dépend de l'usage que vous en faites. Ce n'est pas l'aliment en soi mais plutôt la dose qui peut faire des ravages. Pour le goût, on peut préférer le beurre, mais il faut s'assurer de prendre quotidiennement une autre source de gras végétal afin d'obtenir les acides gras essentiels. Si vous aimez la margarine, choisissez-la non hydrogénée. ◀

Mangez frais

Près de 75 % de l'apport en sodium (235) des Canadiens provient des aliments transformés, comme les repas surgelés, les soupes en conserve, les charcuteries, les marinades, ainsi que des aliments déshydratés, séchés et fumés. La salière ne représenterait que 11 % du sodium que nous consommons ! Préférez les aliments frais ou congelés. ◂

considéré comme une panacée pour réduire les risques de maladies du cœur. Comme moyen de prévention des maladies cardiovasculaires, l'alcool se situe encore bien loin derrière une alimentation saine, la pratique d'activité physique et la cessation du tabagisme. Pour bénéficier des bienfaits de l'alcool, consommez-en avec modération. Trop d'alcool augmente les risques de maladies du cœur, et ce, même si cet excès est occasionnel. Chez les femmes, une consommation modérée d'alcool représente environ une consommation par jour pour un maximum de 9 par semaine.

Prévention de l'ostéoporose

Au cours de sa vie, une femme sur deux subira une fracture d'un os fragilisé par l'ostéoporose. Et, bien qu'elle soit souvent associée à la vieillesse, cette maladie des os se développe très tôt dans la vie.

L'ostéoporose est une maladie qui affaiblit les os. Elle est causée par une perte importante des matériaux de base qui composent les os : les minéraux. Le mot ostéoporose signifie d'ailleurs « os poreux ». La masse des os diminue et cette diminution augmente les risques de fractures. Les os des hanches, des vertèbres et des poignets sont particulièrement vulnérables. Souvent appelée maladie silencieuse, l'ostéoporose se développe sur plusieurs années sans qu'aucun symptôme n'apparaisse. Mais à un certain moment la perte osseuse devient tellement importante que les os se fracassent ou se cassent. Et contrairement à ce que plusieurs pensent, les chutes sont bien souvent causées par les os qui se fracturent et non l'inverse.

Facteurs de risque

L'ostéoporose est, la plupart du temps, reliée au vieillissement. Plus vous avancez en âge, plus vos risques de souffrir d'ostéoporose augmentent. Mais bien d'autres facteurs augmentent aussi les risques de développer cette maladie. Les facteurs génétiques jouent un rôle important. Si votre mère ou votre sœur souffrent d'ostéoporose, vos risques augmentent. Les femmes de race blanche sont également plus sujettes à cette maladie que celles de race noire. D'autres facteurs de risque sont présentés dans l'encadré à la page suivante.

Mais attention : l'ostéoporose n'est pas toujours le résultat d'une perte de densité osseuse. L'os est un tissu vivant qui se forme jusqu'à l'âge de 25 ans. Ces années sont donc le moment idéal pour vous bâtir des os solides. L'ostéoporose peut donc également être la conséquence d'une formation inadéquate des os au cours de l'enfance et au début de l'âge adulte. À partir de 30-35 ans, les os commencent tranquillement et naturellement à s'effriter. Plus l'adolescente et la jeune femme auront pris soin de se bâtir une masse osseuse importante, moins l'impact de l'effritement inévitable des os sera problématique. Et une fois passée ce cap, il faut tout faire pour conserver la masse osseuse acquise pendant votre jeunesse et pour conserver un capital osseux maximal. Plus votre réserve de masse osseuse est importante, plus vos chances sont meilleures d'éviter l'ostéoporose qui pourrait survenir avec la perte osseuse normale reliée à l'âge.

Les femmes sont particulièrement à risque, compte tenu du rôle important des œstrogènes pour conserver la santé des os. L'ostéoporose est l'une des complications majeures de la ménopause chez les femmes ne bénéficiant pas d'une thérapie hormonale. En effet, lors de la ménopause, la fonction ovarienne diminue graduellement, entraînant ainsi une baisse de production des œstrogènes. Alors que les taux d'œstrogènes diminuent, la perte de tissu osseux débute. Une perte rapide de tissu osseux, au rythme de 2 à 5 % par année, peut se produire au cours des 5 à 10 années suivant la ménopause.

Principaux facteurs de risque de l'ostéoporose chez la femme

Facteurs de risque non modifiables	Facteurs de risque modifiables
Plus de 65 ans	Style de vie sédentaire
	Faible apport en calcium
Antécédents familiaux d'ostéoporose (surtout si votre mère a eu une fracture de la hanche)	Apport excessif de caféine (plus de 4 tasses de café, de thé ou de cola par jour, sur une base régulière) ;
Ménopause précoce (moins de 45 ans)	Apport excessif d'alcool (plus de 2 consommations par jour sur une base régulière) ;
Utilisation prolongée (plus de 3 mois) de certains médicaments, comme des corticostéroïdes et des anticonvulsifs ;	Tabagisme ;
	Poids inférieur à 57 kg (125 livres) ou poids actuel inférieur à votre poids à l'âge de 25 ans (de plus de 10 %) ;
Conditions médicales particulières comme l'arthrite rhumatoïde, l'atteinte de la glande thyroïde, une maladie cœliaque ou la maladie de Crohn causant une malabsorption des éléments nutritifs.	

Les produits laitiers pour des os forts

Plusieurs facteurs peuvent contribuer à protéger vos os ou, à tout le moins, à ralentir leur dégradation. Le calcium (219), que l'on retrouve principalement dans les produits laitiers, est sans doute le facteur le plus connu. Le calcium est important pour développer des os solides pendant l'enfance, pour maintenir la densité osseuse durant l'âge adulte et pour diminuer le risque de fracture lorsque vous vieillissez. En fait, chaque cellule de votre corps a besoin de calcium pour fonctionner adéquatement. Puisque le calcium est tellement important, votre corps contrôle soigneusement les taux de cette substance dans le sang. Lorsque les taux sanguins de calcium sont inférieurs à la normale, du calcium est retiré des os pour maintenir des taux adéquats. De la même façon, lorsque les taux sanguins de calcium sont supérieurs à la normale, comme c'est le cas après un repas riche en calcium, celui-ci est déposé dans les os. Les os agissent donc comme des « banques de calcium », des dépôts et des retraits étant faits suivant un contrôle très strict. C'est pourquoi il est si important d'absorber du calcium en quantité suffisante chaque jour, si possible à partir des aliments.

Les besoins en calcium sont de 1 000 mg par jour jusqu'à l'âge de 50 ans et augmentent à 1 200 mg après cet âge. Malheureusement, la population nord-américaine consomme en moyenne 800 mg de calcium par jour provenant des aliments et/ou des suppléments. Afin de compenser ce déséquilibre et de satisfaire ses besoins en calcium, le corps doit utiliser cette substance emmagasinée dans les os.

Et qui dit calcium, dit automatiquement vitamine D (219). La vitamine D joue un rôle crucial car elle aide le corps à absorber et utiliser le calcium. Elle renforcit également les muscles. En effet, de nombreuses recherches démontrent qu'un bon apport en vitamine D diminue non seulement les fractures mais aussi les risques de chute.

Dans la nature, très peu d'aliments contiennent de la vitamine D et ces aliments sont en général peu consommés par la population. Les populations canadiennes et américaines dépendent largement de l'enrichissement des aliments et des suppléments alimentaires pour rencontrer leurs besoins en vitamine D.

Sources alimentaires de vitamine D (219)

Peu d'aliments fournissent suffisamment de vitamine D pour combler les besoins de la population canadienne. C'est pourquoi l'enrichissement du lait et des margarines en vitamine D est obligatoire. Il est également permis d'enrichir les substituts de repas liquides et solides et les suppléments nutritionnels. Depuis quelques années, il est également possible de trouver sur le marché des yogourts ou des fromages frais sources de vitamine D. Les boissons de soya sont également, pour la plupart, enrichies en vitamine D. ◂

La principale source de vitamine D de l'être humain est l'exposition de la peau aux rayons UVB du soleil. Mais plusieurs facteurs affectent la production de la vitamine D par la peau :

- L'âge : la production de vitamine D diminue avec l'âge. Lorsque exposée à la même quantité de rayons solaires, une femme de 70 ans produit environ 75 % moins de vitamine D qu'à 20 ans ;
- Les écrans solaires : ils absorbent les radiations solaires avant leur pénétration dans la peau. Un produit avec facteur

de protection solaire (FPS) de 8 réduit de 95 % la capacité de la peau à produire la vitamine D ; un FPS de 15 réduit la capacité à plus de 98 % ;

- La saison et la latitude : pendant les mois de novembre à février au-delà de 37° de latitude Nord ou 37° de latitude Sud, il y une diminution importante (de 80 à 100 %, selon l'emplacement) du nombre de rayons UVB qui atteignent la surface de la Terre. Par conséquent, la peau produit très peu de vitamine D en hiver dans ces régions. Le Canada se situe largement au nord de cette latitude ;

Compte tenu de l'utilisation des écrans solaires et de l'incapacité de la peau à synthétiser la vitamine D durant les mois d'hiver, plusieurs experts estiment qu'une grande majorité de Canadiens sont à risque de carence en vitamine D. Selon de récentes recherches, en plus d'augmenter les risques d'ostéoporose, une carence en vitamine D pourrait également augmenter le risque de plusieurs maladies comme le diabète de type 1, la sclérose en plaques, et certains cancers.

Bien qu'aucune nouvelle recommandation n'ait été émise à ce jour, des études suggèrent qu'un apport minimal de 800 UI par jour est associé à une amélioration de la santé osseuse et musculaire des aînés. Cet apport est difficile à obtenir uniquement par l'alimentation. Il est donc préférable au Canada, en plus de consommer des aliments riches en vitamine D (ex. : lait, boisson de soya enrichie, saumon, sardines, etc.), de prendre un supplément de vitamine D pendant les mois d'hiver.

Vous êtes **intolérante au lactose** ou végétarienne ? D'autres sources de calcium et de vitamine D s'offrent à vous :

- Les sardines et le saumon en conserve (avec arêtes) sont des sources intéressantes de calcium et de vitamine D ;

- Certaines boissons sont maintenant enrichies de calcium (boissons de soya, jus de fruits, etc.). À l'épicerie, favorisez les boissons enrichies qui contiennent au moins 15 % de la valeur quotidienne en calcium par portion (voir le tableau de la valeur nutritive sur l'emballage) ;
- Le tofu fabriqué avec du sulfate de calcium peut vous aider à combler vos besoins en calcium. Ajoutez à votre assiette du brocoli et des amandes, et voilà votre apport qui augmentent encore !
- Si vous êtes intolérante au lactose, choisissez des breuvages laitiers réduits en lactose, comme Lacteeze®, Lactaid®, etc.

Les légumes et les fruits contre l'ostéoporose

Les produits laitiers ne sont pas les seuls aliments à vous protéger contre l'ostéoporose. Les légumes et les fruits contribuent également à conserver des os solides. L'alimentation nord-américaine est riche en produits céréaliers et en produits d'origine animale (viande, volaille, œufs, etc.). Ce type d'alimentation produit, dans l'organisme, des résidus acides. Pour les neutraliser, le corps réagit en libérant des substances alcalines provenant de la dégradation des muscles et des os. C'est à ce moment que les légumes et les fruits entrent en scène. Ces végétaux possèdent des propriétés alcalines pouvant neutraliser les résidus acides et éviter ainsi la dégradation des os. Mais ce n'est pas tout. Les légumes et les fruits renferment d'autres substances bénéfiques pour les os : la vitamine K et le potassium. La vitamine K, que l'on retrouve principalement dans les légumes verts (comme les légumes de la famille du chou), favorise la minéralisation des os et nous protégerait ainsi contre les fractures. Le potassium, provenant des légumes et des fruits, préserve également notre masse osseuse en empêchant la perte de calcium dans l'urine.

Le soya contre l'ostéoporose?

Certaines femmes ménopausées considèrent le soya comme un moyen de prévention de l'ostéoporose. À la ménopause, la quantité d'hormones sexuelles féminines (œstrogènes) circulant dans le sang chute. En plus de régulariser le cycle menstruel, les œstrogènes jouent un rôle important dans la santé des os en aidant à prévenir la déminéralisation de ceux-ci. L'ostéoporose est l'une des complications majeures de la ménopause. Or, des chercheurs ont découvert il y a quelques années que le soya contient des phytoestrogènes, des composés agissant sur le corps de manière semblable à l'œstrogène. Le soya, un aliment miracle contre l'ostéoporose?

Pas tout à fait. Jusqu'à présent, aucune étude n'a pu évaluer le rôle des phytoestrogènes à long terme dans la prévention de l'ostéoporose chez les femmes ménopausées, ni déterminer la quantité nécessaire à prendre afin de fournir une protection adéquate. Mais, bien qu'ils semblent fournir un certain effet protecteur, les phytoestrogènes provenant du soya s'avèrent moins efficaces que la thérapie hormonale contre la perte de masse osseuse. La thérapie hormonale permet de réduire de 30 à 50 % les risques de fractures.

Osez bouger

L'activité physique joue un rôle important dans la prévention de l'ostéoporose car elle aide à renforcer le corps, ce qui contribue à diminuer les chutes et les fractures secondaires. De plus, elle permet aux femmes souffrant d'ostéoporose de demeurer actives.

Pour stimuler le dépôt de calcium dans les os, rien de mieux qu'un exercice qui applique une pression sur les os des hanches, des genoux et des vertèbres, comme la marche, le jogging, l'aérobie, la danse, le patinage et la montée des escaliers. Plus la charge est importante, plus le corps reçoit le signal de fabriquer de la masse osseuse. À l'opposé, lorsque la tension du muscle est insuffisante, le corps envoie le signal inverse et il y a effritement de l'os. Les chercheurs d'une étude effectuée aux États-Unis de 1986 à 1998 auprès de 62 000 femmes postménopausées ont observé une diminution de 41 % du risque de fracture de la hanche chez les femmes qui marchaient au moins 4 heures par semaine, comparativement à celles qui marchaient moins d'une heure. Pour solidifier vos os, pensez aux exercices de résistance, comme les poids et haltères.

L'activité physique n'agit pas seulement au niveau de la masse osseuse, elle favorise aussi le sens de l'équilibre et le maintien d'une bonne masse musculaire. Pratiquez le tai chi, la danse et étirez-vous !

Quand trop, c'est trop...

Consommée en trop grande quantité, la vitamine A (239), sous forme de rétinol, augmenterait les risques de fracture de la hanche. Parmi les sources de rétinol, le foie et l'huile de foie de poisson arrivent bons premiers. Par exemple, un morceau de foie de bœuf fournit 14 fois la quantité quotidienne de rétinol dont une femme a besoin. Il serait donc préférable de limiter votre consommation de foie de bœuf à une portion de

90 g aux deux semaines. Certains suppléments en contiennent également. Lorsque vous magasinez vos suppléments de vitamines, assurez-vous qu'ils ne contiennent pas plus de 2 300 UI d'acétate ou de palmitate de vitamine A. Cependant, cette restriction ne s'applique pas au bêta-carotène, une autre forme de vitamine A contenue dans les aliments d'origine végétale et dans certains suppléments.

L'alcool (241), consommé en excès, la caféine (239), le sodium (235), ainsi que les boissons gazeuses, particulièrement les colas, entraînent une déminéralisation des os en augmentant l'élimination du calcium ou en provoquant la diminution de son absorption par l'intestin. Pour les femmes qui consomment ces substances, il est recommandé d'augmenter l'apport en calcium et en vitamine D afin de neutraliser les conséquences néfastes mentionnées précédemment.

Et les protéines : bonnes ou mauvaises pour les os ? L'impact des protéines sur la densité osseuse a plutôt mauvaise presse. Certains accusent les protéines d'augmenter l'élimination du calcium par les reins. Mais attention : cette situation survient uniquement lorsque l'apport en calcium et en vitamine D est insuffisant. Si vous consommez suffisamment de produits laitiers (2 portions) riches en calcium et en vitamine D, les protéines alimentaires favoriseraient plutôt l'augmentation de la masse osseuse et musculaire !

Prévention du cancer du sein

Chez les femmes canadiennes, le cancer le plus commun est le cancer du sein. Au Canada, en 2005, on estime à 21 600 le nombre de femmes qui ont reçu un diagnostic de cancer du sein et à 5 300 le nombre de celles qui en mourront. Une femme sur 9 risque d'avoir un cancer du sein au cours de sa vie. Une femme sur 27 en mourra.

Les causes exactes du cancer du sein sont encore inconnues. Par contre, les scientifiques ont découvert certains facteurs qui augmentent ou diminuent les risques de développer ce type de cancer. Certains de ces facteurs ne peuvent être modifiés.

Le sexe en est un exemple. Le simple fait d'être une femme représente le principal facteur de risque de cancer du sein. Même si les hommes peuvent également en être atteint, cette maladie est 100 fois plus commune chez la femme que chez l'homme. Les risques de développer un cancer du sein augmentent également avec les années. Environ 8 cancers du sein sur 10 sont diagnostiqués chez des femmes de plus de 50 ans. L'hérédité compte également dans 5 à 10 % des cas de cancers du sein. Si un des membres de votre famille (mère, sœur, fille) est touché par le cancer du sein, les risques doublent. Les femmes à la peau blanche sont un peu plus à risque d'être atteintes d'un cancer du sein que les femmes afro-américaines. Les femmes asiatiques, hispaniques et amérindiennes sont moins à risque de développer cette maladie. Les femmes juives, surtout celles de descendance ashkénaze, sont plus à risque de développer le cancer du sein, car elles sont plus susceptibles de porter des mutations génétiques liées à la maladie.

Les facteurs entourant le rôle procréateur de la femme sont également impliqués dans le développement de cette maladie. À cet effet, les hormones féminines (œstrogènes) seraient en partie responsables de cette augmentation du risque de cancer du sein. Il semble que plus le métabolisme d'une femme est soumis longtemps à ces hormones durant sa vie, plus les risques de cancer du sein sont élevés. Ainsi, les femmes qui ont eu leurs premières menstruations avant l'âge de 12 ans ou celles qui ont une ménopause tardive (après 55 ans) ont plus de risques de développer le cancer du sein. Les femmes qui ont donné naissance à moins de deux enfants ou qui ont eu leur premier enfant après l'âge de 30 ans sont également un peu plus à risque. Selon certaines études, les femmes qui ont allaité pendant plus d'un an (au total, pour tous les bébés) seraient légèrement moins à risque. L'allaitement pourrait être bénéfique, car il réduit le nombre de périodes menstruelles. La prise d'œstrogènes pendant un an ou deux lors de la ménopause augmente les risques, mais ces derniers diminuent pour revenir à la normale dans les cinq années suivant l'arrêt du traitement.

Restez positive : la lutte est loin d'être terminée, car 75 % des facteurs de risque des cancers peuvent être modifiés. Et selon l'Organisation mondiale de la santé, 40 % des cancers pourraient être évités grâce à une alimentation saine, une activité physique régulière et le renoncement au tabac. À lui seul, le contenu de votre assiette pourrait prévenir 1 cas de cancer sur 3.

Antisudorifique, soutien-gorge et risque de cancer du sein?

Selon certaines rumeurs, les antisudorifiques, les soutiens-gorge avec cerceau, les implants mammaires ou les avortements augmenteraient les risques de cancer du sein. Rassurez-vous, la grande majorité des études scientifiques ne sont pas en accord avec ces affirmations. ◂

Faites le plein de légumes, de fruits et de grains entiers

Les légumes, les fruits et les grains entiers fournissent deux éléments protecteurs contre le cancer du sein: des fibres et des antioxydants. D'après une étude, effectuée en Suède en 2004 auprès de 11 726 femmes postménopausées, une consommation élevée de fibres (plus de 24 g par jour) diminuait les risques de cancer du sein de presque 40 %. Il ne s'agit pas de la première étude à se pencher sur la question: plusieurs autres recherches appuient cette hypothèse, bien que, d'après un plus petit nombre d'études effectuées sur un plus grand nombre de sujets, il n'y aurait aucun lien entre les fibres et le cancer du sein. Bien que des doutes subsistent sur le rôle des fibres dans le développement du cancer du sein, divers mécanismes d'action ont été envisagés jusqu'à présent. Les fibres pourraient protéger contre le cancer du sein en favorisant l'élimination des œstrogènes, la perte et le maintien du poids, en améliorant la sensibilité à l'insuline et en fournissant des éléments nutritifs bénéfiques propres aux aliments riches en fibres, comme des caroténoïdes, des isoflavones et des lignanes.

Mais jusqu'à présent, la réduction des risques de cancer du sein a été reliée à une consommation élevée de fibres provenant davantage des légumes et des fruits que de celles provenant des grains entiers. Seraient-ce alors les fibres, les antioxydants des fruits et des légumes ou une combinaison d'éléments nutritifs propres à ce groupe alimentaire qui protégeraient les femmes contre le cancer du sein ? La question demeure toujours sans réponse... Une chose est certaine, les légumes et les fruits (185), regorgent d'antioxydants, des molécules qui protègent les cellules contre les dommages causés par les radicaux libres. D'ailleurs plus de 4 500 études le suggèrent : pour lutter contre le cancer, il faut miser sur les légumes et les fruits les plus colorés (rouge, jaune, orangé, vert, violet, etc.) ! Ces pigments colorés auraient des propriétés anti-cancer.

Maintenez un poids normal

En période de postménopause, il semble que les femmes qui présentent un surplus de poids soient plus à risque pour le cancer du sein. En effet, les cellules adipeuses libèrent des œstrogènes, et ce risque serait encore plus grand chez celles dont la graisse se situe principalement au niveau de la taille (abdomen).

Privilégiez les bons gras, en petite quantité

Une alimentation riche en matières grasses est probablement reliée à l'apparition du cancer du sein. De plus, de récentes recherches suggèrent qu'une diète faible en gras (177) diminuerait également le risque de récidive de cancer du sein. Une étude a été effectuée auprès de plus de 2 400 femmes postménopausées qui avaient ultérieurement été traitées pour un cancer du sein. Pour diminuer leur apport en matières grasses, les femmes ont diminué la grosseur des portions de produits laitiers, de viande et de pâtisseries en plus de réduire drastiquement leur consommation d'huiles et de corps gras à tartiner.

En plus de la quantité de gras, c'est la qualité des gras inclus dans votre alimentation qu'il faut surveiller. Selon certaines recherches, une alimentation riche en matières grasses, particulièrement en gras saturés et trans, constitue un facteur de risque pour le cancer du sein.

Trinquez avec modération

Parmi toutes les relations hypothétiques entre le cancer du sein et les différentes composantes de la diète, celle qui existe entre cette maladie et la consommation d'alcool (241) fait l'objet du plus grand nombre d'études. En effet, l'alcool augmente, d'une façon modeste, le risque de cancer du sein. Modeste signifie que l'équivalent d'une consommation d'alcool par jour augmente les risques de 8 à 10 %, alors que deux consommations par jour sont associées à une augmentation de 25 % du risque. Il est recommandé aux femmes de limiter leur consommation d'alcool à environ un verre par jour, pour un maximum de 9 par semaine.

Du soya pour la santé des seins?

Les Asiatiques consomment plus de produits de soya que les femmes nord-américaines et elles sont également moins touchées par le cancer du sein. Y aurait-il un lien entre le soya et le cancer du sein ? En effet, certains composés du soya semblent avoir un effet protecteur. Toutefois, il est difficile d'affirmer en se basant sur cette simple observation que le soya protège contre le cancer du sein. Les Asiatiques consomment également plus de légumes et de fruits, sont plus actives physiquement et maintiennent généralement un poids normal.

En fait, il semble que l'effet protecteur du soya soit présent lorsque sa consommation débute durant l'enfance. En théorie, les phytoestrogènes du soya agissent dans l'organisme comme les œstrogènes, les hormones sexuelles féminines. Dans l'organisme, les phytoestrogènes et les œstrogènes seraient en compétition pour pénétrer dans les cellules. Les phytoestrogènes prennent donc la place des « vrais » œstrogènes, sans toutefois être aussi actives sur le plan hormonal. En ayant des taux moins élevés de « vrais » œstrogènes en circulation dans le sang, les risques de cancer du sein seraient diminués.

Pour l'instant, les données scientifiques sont insuffisantes pour recommander ou proscrire le soya dans la prévention du cancer du sein. De plus, ses effets à long terme sont encore trop peu étudiés. L'approche la plus sécuritaire serait d'inclure le soya dans une alimentation variée, et ce, d'une façon modérée, sans abus. Les femmes qui sont déjà atteintes d'un cancer du sein devraient s'en tenir aux aliments et ne pas prendre de suppléments.

On ignore actuellement le rôle précis des différents composés naturels du soya (isoflavones, protéines, fibres et autres) dans les bienfaits attribuables à cette légumineuse. On ne connaît pas non plus les effets réels des isoflavones sur les cellules cancéreuses du sein. C'est la raison pour laquelle il est préférable de privilégier les aliments faits de soya plutôt que les suppléments d'isoflavones disponibles sur le marché.

Luttez activement

L'exercice est reconnu depuis longtemps pour ses effets bénéfiques sur la santé cardiovasculaire, mais depuis peu pour ses vertus à réduire le risque de cancer. L'activité physique contribue de plusieurs façons à la diminution des risques du cancer du sein, particulièrement en aidant au contrôle du poids et en influençant les taux d'hormones.

Femmes atteintes ou à risque du cancer du sein: attention!

Pour prévenir le cancer du sein, la Société américaine du cancer encourage la consommation de protéines végétales et de fruits et de légumes, tout en limitant au maximum la consommation d'aliments transformés.

Les suppléments d'isoflavones, d'herbe de Saint-Christophe et de trèfle rouge pourraient agir sur votre organisme de façon semblable à l'œstrogène, une hormone sexuelle produite par les ovaires. Ainsi, les femmes atteintes d'un cancer du sein ou encore celles qui sont considérées à risque devraient éviter de prendre ces suppléments. ◀

Les femmes qui sont actives physiquement ont des taux plus faibles d'œstrogènes, qui stimulent les cellules cancéreuses du sein. Des études suggèrent qu'un programme d'exercices de 45 minutes exécuté cinq jours par semaine peut diminuer les taux d'œstrogènes chez des femmes sédentaires, postménopausées et qui présentent un surplus de poids.

Une étude américaine réalisée en 1989 auprès de 85 000 infirmières (Nurses Health Study) a observé une diminution de 18 % du risque de cancer du sein chez les femmes qui avaient effectué une activité physique modérée ou vigoureuse pendant un minimum de 7 heures par semaine, comparativement aux femmes qui faisaient des exercices moins d'une heure par semaine.

Une récente étude suggère également que l'exercice physique effectué régulièrement augmente les chances de survie chez les femmes atteintes d'un cancer du sein. Dans cette étude, les femmes marchaient d'un pas régulier l'équivalent de 3 à 5 heures par semaine.

L'activité physique peut également améliorer la qualité de vie et l'estime de soi des femmes atteintes d'un cancer du sein. De plus, elle permet d'éviter un gain de poids qui peut influencer le taux de survie. Il y a tellement d'autres avantages à être active physiquement qu'il n'y a plus une seconde à perdre… à vos souliers de courses !

La ménopause

La ménopause représente une période importante de la vie sexuelle féminine, celle où les ovaires « ferment boutique » après environ 50 ans de travail. L'alimentation peut vous aider à vous préparer et à mieux vivre cette transition toute féminine.

La ménopause se définit par la cessation du cycle menstruel pendant 12 mois consécutifs. C'est un processus naturel qui survient progressivement vers l'âge de 51 ans. La ménopause implique des changements physiques, biologiques, sociaux et psychologiques.

De poire à pomme...

Une fois le cap de la quarantaine franchi, les femmes prennent approximativement 0,55 kg (environ 1 livre) par année. Il est difficile de savoir si cette prise de poids est due à un effet normal du vieillissement ou à la ménopause, ou encore aux deux phénomènes à la fois. Toutefois, une chose est certaine : la ménopause entraîne un changement dans la distribution des graisses de notre corps, et ce, même en l'absence d'un gain de poids.

Avant la ménopause, les femmes ont tendance à accumuler le gras dans la région des hanches (silhouette en forme de poire) tandis qu'après la ménopause, les changements hormonaux favorisent le stockage des gras au niveau de l'abdomen (silhouette en forme de pomme), exactement comme chez les hommes ! En effet, avec la ménopause survient la chute des taux d'œstrogènes, les hormones sexuelles féminines. Or, la baisse de ces hormones crée une nouvelle redistribution des gras. Ainsi, une femme ménopausée dont le poids sur le pèse-personne est stable depuis des années devra probablement tout de même revoir sa garde-robe car sa taille deviendra moins fine. C'est un phénomène normal et inévitable.

Cette accumulation de gras au niveau de l'abdomen peut toutefois entraîner des risques pour la santé. En effet, une quantité excessive de graisse accumulée à proximité des organes vitaux (foie, cœur, pancréas, etc.) est associée à un plus haut risque de maladies cardiovasculaires et de diabète. À la ménopause, notre graisse corporelle est non seulement distribuée différemment, mais nous perdons également un peu plus de masse musculaire, tout simplement parce que nous bougeons un peu moins avec les années.

Des femmes ménopausées et actives !

Même si ces changements de morphologie trahissent votre âge et font partie des petits désagréments normaux de la vie, il est possible de minimiser leurs effets sur votre santé et votre qualité de vie. Comment ? En demeurant active physiquement et en évitant d'accumuler un surplus de kilos autour de la taille !

Pour être active physiquement, il ne suffit pas nécessairement de s'abonner à un centre de santé spécialisé pour y suivre un programme d'entraînement. La pratique quotidienne de 30 à 60 minutes d'activité modérée est suffisante pour améliorer sa santé et sa forme physique. La bonne nouvelle, c'est que la moindre petite occupation compte pour atteindre ces 30 à 60 minutes d'activités :

- faire les courses à pied ;
- effectuer des travaux de jardinage ;
- se promener avec le chien ;
- faire des exercices d'étirements ;
- effectuer des tâches ménagères (au moins une bonne raison !) ;
- prendre des cours de danse, de yoga, de ski, de natation, etc.

Pour perdre le gras accumulé à la taille, il semble que les exercices de type aérobique (marche, natation, danse, patin, ski de fond, vélo, randonnée pédestre, etc.) soient les plus efficaces. Pensez-y avant de vous trouver de multiples « bonnes » raisons pour ne pas bouger, l'effort en vaut vraiment la chandelle. Afin de prévenir une accumulation des kilos à la ménopause ou encore pour assurer un bon contrôle du poids, il est également nécessaire d'adopter de saines habitudes alimentaires et de vie, comme nous vous le recommandons au chapitre Histoire de poids.

Ouf ! Il fait chaud…

Les fameuses bouffées de chaleur arrivent probablement en tête de liste des inconforts reliés à la ménopause. Sueurs nocturnes, perturbation du sommeil, transpiration intense, etc.

Voilà quelques-uns des symptômes que ressentent entre 70 et 80 % des femmes américaines ménopausées.

Les bouffées de chaleur sont en quelque sorte un dérèglement du thermostat de l'organisme causé par les changements hormonaux. Ce phénomène crée une augmentation du flux sanguin et provoque de la transpiration, entraînant ainsi une perte rapide de chaleur et une baisse de la température corporelle sous les valeurs normales. Les frissons surviennent alors afin de rétablir la température corporelle.

Les habitudes anti-chaleur

Une des premières étapes du « traitement » des symptômes de la ménopause consiste à modifier certaines habitudes de vie :

- Maintenir un poids normal. Les femmes qui présentent un surpoids ou qui ont un indice de masse corporelle (IMC) supérieur à 30 sont deux fois plus susceptibles d'avoir des bouffées de chaleur d'intensité moyenne à sévère que les femmes ayant un poids normal (IMC entre 18,5 et 25) ;
- Éviter l'alcool, la caféine et la cigarette, qui peuvent augmenter l'intensité des bouffées de chaleur ;
- Fuir les aliments épicés qui risquent de provoquer des sueurs froides ;
- Préférer les boissons froides aux boissons chaudes ;
- Apprendre à gérer le stress ;
- Habiter dans un environnement qui n'est pas surchauffé.

Les œstrogènes végétaux

Le soya est-il efficace contre les bouffées de chaleur? Les phytoestrogènes provenant du soya sont des composés d'origine végétale qui, lorsque consommés en quantité suffisante, peuvent agir sur votre corps de manière semblable à l'œstro-

Bougez plus, augmentez votre consommation de fruits et de légumes et cessez de fumer!

En plus de diminuer les symptômes de la ménopause, ces modifications de vos habitudes alimentaires vous apportent un sentiment de bien-être et diminuent les risques de maladies cardiovasculaires, de cancer du sein et d'ostéoporose. ◀

gène, une hormone sexuelle produite par les ovaires. Il existe trois types différents de phytoestrogènes: les isoflavones, les lignanes et les coumestans.

Les apports en phytoestrogènes sont beaucoup plus importants chez les femmes chinoises et japonaises. Ces dernières sont également, parmi toutes les ethnies étudiées, celles qui

Classes de phytoestrogènes	Sources alimentaires
Isoflavones	Légumineuses (soya, pois chiches, lentilles, trèfle rouge, fèves)
Lignanes	Graines de lin, céréales à grains entiers, fèves, fruits, légumes
Coumestans	Trèfle rouge, graines de tournesol, pousses/germes

rapportent le moins de bouffées de chaleur, de changements d'humeur et autres symptômes associés à la ménopause. La diète des femmes asiatiques comprend de 20 à 50 g de protéines de soya par jour, comparativement à un apport d'environ seulement 1 g par jour pour les Américaines. Le lien entre ces deux données a rapidement soulevé l'intérêt des chercheurs. Ainsi, des recherches cliniques effectuées dans plusieurs pays ont étudié les effets du soya, pris sous forme d'aliment ou d'extrait d'isoflavones, pour le soulagement des symptômes de la ménopause. La prise de suppléments à base d'extraits d'isoflavones à des doses de 70 à 100 mg par jour a démontré une diminution de 15 à 20 % des bouffées de chaleur. Ceci équivaut à une ou deux bouffées de chaleur de moins par jour chez les femmes qui en ressentent de 10 à 12 quotidiennement. Du côté des aliments, le soya est la vedette pour son contenu en phytoestrogènes. Un apport quotidien de 25 à 60 g de protéines de soya, contenant de 34 à 76 mg d'isoflavones, semble diminuer modestement la fréquence et la sévérité des bouffées de chaleur.

25 g de protéines de soya équivalent à :

- 200 g (6,7 onces) de tofu
- 625 à 1 500 ml (2,5 à 6 tasses) de boisson de soya
- 180 g (6 onces) de tempeh
- 165 g (5,6 onces) de fèves de soya rôties

Jusqu'à maintenant, les données scientifiques disponibles sont insuffisantes pour prouver l'efficacité des isoflavones, provenant des aliments ou de suppléments, pour la réduction des symptômes de la ménopause. Si vous désirez essayer les phytoestrogènes pour diminuer, ne serait-ce que d'une, les bouffées de chaleur, ceux qui proviennent des aliments sont toujours à privilégier. Il ne faut jamais oublier que les aliments contiennent d'autres éléments nutritifs essentiels et que ceux-ci interagissent ensemble de façon à procurer des bienfaits que les suppléments contenant des substances isolées n'auront jamais. Les aliments à base de soya sont consommés depuis des millénaires et semblent être sécuritaires. Par contre, l'innocuité et les effets à long terme des suppléments sont inconnus.

En incorporant graduellement à votre alimentation des aliments à base de soya, vous en retirerez également des bienfaits pour vos artères. En effet, le US Department of Health and Human Services a reconnu qu'une consommation de 25 g de protéines de soya par jour, accompagnée d'une alimentation faible en gras saturés, permet de réduire les risques de maladies cardiovasculaires, plus élevées chez les femmes ménopausées que chez les femmes aux préménopausées.

Les produits de santé naturels : un recours à considérer ?

Le trèfle rouge (Trifolium pratense)

On a beaucoup parlé du trèfle rouge pour le soulagement des bouffées de chaleur. Cette plante contient des isoflavones semblables à celles que contient le soya, mais le supplément n'a pas fait l'objet d'autant de recherches que le soya. Certaines études laissent sous-entendre que le trèfle rouge aurait un effet bénéfique modeste chez certaines femmes. Toutefois, des recherches plus récentes sont arrivées à des conclusions contradictoires.

Il est donc trop tôt pour pouvoir recommander l'usage du trèfle rouge pour le traitement des bouffées de chaleur. Attention : les femmes qui suivent un traitement hormonal, celles qui prennent du tamoxifène, les femmes atteintes d'un cancer hormono-dépendant (sein, ovaires, utérus) ou celles qui souffrent d'endométriose ou de fibromes utérins devraient éviter de prendre des suppléments de trèfle rouge en raison de ses effets œstrogéniques.

Ce produit de santé naturel peut également avoir une interaction avec certains médicaments. Par exemple, le trèfle rouge possède des effets anti-coagulants qui pourraient s'ajouter aux effets du coumadin, un médicament qui empêche la coagulation du sang. Ainsi pour les patientes qui prennent du coumadin, le risque de saignement est potentiellement plus élevé.

Herbe de Saint-Christophe (actaea racemosa)

Jusqu'à maintenant, peu d'études ont trouvé des effets bénéfiques à la prise d'herbe de Saint-Christophe, mieux connue sous le nom de cohosh noir. Par contre, des études plus anciennes provenant en majorité de l'Allemagne, avaient démontré l'efficacité du cohosh noir pour réduire les bouffées de chaleur. Comme cette plante provoque peu d'effets secondaires, une supplémentation de cohosh noir (2 comprimés de 20 mg d'une préparation standardisée de 27-déoxyactéine, par jour) pendant moins de 6 mois est généralement bien tolérée et semble procurer un soulagement des bouffées de chaleur de faible intensité. Cett herbe vaut le coût d'être essayée. Ne la confondez toutefois pas avec deux autres plantes qui sont très différentes : le cohosh bleu (*Caulophyllum tholictroides*) et le cohosh blanc (*Actaea alba*)… qui ont des effets toxiques !

Autres traitements

Compte tenu du peu d'études scientifiques effectuées sur les vertus de ces produits, le dong quai (ou angélique), l'huile d'onagre, le ginseng, la réglisse, les mélanges d'herbes chinoises, l'acupuncture et la thérapie magnétique ne sont pas recommandés pour le soulagement des bouffées de chaleur.

Ostéoporose

Même s'ils sont impliqués dans le développement du cancer du sein, les œstrogènes jouent un rôle important pour conserver la santé des os. À la ménopause, la fonction des ovaires diminue graduellement, entraînant ainsi une baisse de production des œstrogènes. Alors que les taux d'œstrogènes diminuent, un effritement des os se produit. Cette perte de densité osseuse peut se produire au rythme de 2 à 5 % par année au cours des 5 à 10 années après la ménopause.

Un autre facteur accélérant la perte osseuse vient s'ajouter à la ménopause : la diminution de l'absorption de la vitamine D. Cette vitamine essentielle à l'absorption du calcium est principalement produite par le contact de la peau avec les rayons du soleil. Après l'âge de 50 ans, l'organisme ne produit plus aussi facilement la vitamine D et la prise de certains médicaments en réduit l'absorption. Les femmes ménopausées sont donc particulièrement à risques de carence en vitamine D.

La Société canadienne d'ostéoporose recommande aux femmes post-ménopausées des apports quotidiens de 1 500 mg de calcium et 20 µg (800 UI) de vitamine D [219]. Compte tenu du fait que les aliments riches en vitamine D sont peu nombreux dans notre alimentation et que la synthèse de cette vitamine par la peau est insuffisante pendant plusieurs mois de l'année au Canada, l'usage de suppléments de vitamine D s'avère nécessaire pour complémenter la diète. Quant au calcium, des études ont démontré qu'une alimentation comprenant des aliments riches en cet élément (provenant principalement des produits laitiers) apporte d'autres éléments nutritifs importants pour la santé globale (donc celle des os) que les suppléments ne fournissent pas.

La ménopause : un bourreau du cœur

Comparativement aux hommes, les femmes préménopausées semblent être protégées des maladies cardiovasculaires. Avant 50 ans, elles développent rarement une maladie du cœur mais le portrait change complètement avec la baisse des hormones féminines qui accélèrent le risque de ces maladies. Ainsi, à 70 ans, la femme court le même risque qu'un homme de souffrir d'une maladie cardiaque.

La ménopause mène souvent à une hausse du taux de cholestérol dans le sang, un facteur de risque bien connu des maladies cardiovasculaires. Après la ménopause, le taux d'œstrogènes, les hormones sexuelles féminines, chute, ce qui provoque une augmentation des taux de « mauvais » cholestérol (LDL) et de triglycérides dans le sang, ainsi qu'une diminution du « bon » cholestérol (HDL) sanguin. Ces changements peuvent mener graduellement à la formation de dépôts causant l'obstruction des artères qui approvisionnent le cœur en sang. La formation de ces dépôts empêche le sang de circuler normalement. Il peut en résulter une crise cardiaque ou un accident vasculaire cérébral.

La ménopause est une période qui peut s'avérer dangereuse, car elle expose les femmes à plusieurs facteurs qui augmentent les risques de maladies du cœur. De ce fait, si en plus des inévitables changements des lipides dans le sang, un surplus de gras s'accumule à l'abdomen et l'hypertension se met de la partie, il en résulte ce que l'on appelle le syndrome métabolique. Ce syndrome augmente sérieusement les risques de maladies du cœur et de diabète. L'assiette saine pour le cœur est présentée dans le chapitre intitulé Prévention des maladies du cœur.

Vieillir en santé

Le vieillissement est un processus naturel qui commence dès la naissance. Et, bien que ce processus soit inévitable, il est possible de vieillir en santé !

Un corps en changement

Tout au long du processus de vieillissement, l'organisme subit divers changements qui auront un impact sur ses besoins en éléments nutritifs. Parmi ces modifications, on retrouve :

- une diminution de la masse musculaire, réduisant les besoins caloriques ;

Théories du vieillissement

Bien que la communauté scientifique ne s'entende pas encore sur une explication unique du processus de vieillissement, deux théories dominent. D'après la première, la durée de vie d'une personne est inscrite dans ses gènes et les cellules du corps sont programmées pour mourir après une période de temps donnée. La deuxième est la théorie de l'usure. Les cellules du corps seraient exposées à des radicaux libres qui, s'ils ne sont pas neutralisés par des molécules antioxydantes, causent la mort cellulaire. ◂

- une diminution de la masse osseuse, augmentant les risques d'ostéoporose ;
- une diminution de l'efficacité des défenses contre les infections et la maladie ;
- une diminution du sens de l'odorat et du goût, ce qui peut mener à une perte d'appétit ;
- la perte de dents et une bouche plus sèche, ce qui rend difficiles la mastication et la prise alimentaire ;
- un ralentissement du fonctionnement des reins et une réduction de la perception du sentiment de soif, ce qui augmente les risques de déshydratation ;
- des changements dans le fonctionnement de l'estomac et des intestins, contribuant ainsi à la constipation et à une moins bonne absorption des éléments nutritifs.

À la recherche de la fontaine de Jouvence

Depuis des milliers d'années, les scientifiques tentent de lever le voile sur les secrets de la jeunesse éternelle. Et ils ont trouvé ! Ils ont démontré que le tabagisme et l'excès d'alcool réduisent notre espérance et notre qualité de vie. De plus, la sédentarité chez les personnes âgées augmente les risques d'amoindrissement de la masse musculaire, d'affaiblissement et de perte d'autonomie. Enfin, le fait d'adopter une saine alimentation tout au long de la vie améliore notre qualité de vie en réduisant les risques de maladies chroniques comme le diabète, les maladies cardiovasculaires et certains cancers. ◀

Le lait contre l'ostéoporose

Au Canada, environ 2 femmes sur 5 de 60 ans et plus ont subi au moins une fracture reliée à l'ostéoporose. Plusieurs causes expliquent ces statistiques alarmantes.

Première cause : l'atrophie gastrique. Après 60 ans, entre 20 et 37 % de la population développe une condition appelée atrophie gastrique, c'est-à-dire une diminution notable du volume de l'estomac. L'atrophie gastrique mène à des irrégularités au niveau de l'absorption de certains éléments nutritifs dont celle du calcium. Après 50 ans, les besoins en calcium (219) passent donc de 1 000 mg par jour à 1 200 mg par jour !

Deuxième cause : la ménopause. L'arrêt de la sécrétion d'œstrogènes provoque une réduction de l'absorption du calcium et une perte de calcium dans les os.

Troisième cause : la production de vitamine D (219). La vitamine D est essentielle à l'absorption du calcium par l'organisme. Cette vitamine est principalement produite par le contact des rayons du soleil sur la peau. Avec l'âge, l'organisme ne produit plus aussi facilement la vitamine D. De plus, certains médicaments en réduisent l'absorption. Après 50 ans, la capacité d'absorption diminue de 0,21 % par année !

Pour prévenir les fractures reliées à l'ostéoporose et maintenir des os forts, il faut donc consommer au moins 4 portions par jour d'aliments riches en calcium et en vitamine D, comme le lait, les yogourts enrichis en vitamine D et le poisson en conserve avec ses arêtes. Le lait est un aliment précieux, puisqu'il nous apporte vitamine D et calcium du même coup. Faites-en votre allié en l'intégrant au menu de chaque journée. Si vous ne buvez pas quotidiennement de lait ou de boissons de soya enrichies, vous devrez peut-être prendre des suppléments de calcium et de vitamine D. De plus, en vieillissant, il peut être difficile de combler vos besoins en calcium et en vitamine D uniquement par votre alimentation : en prenant quotidiennement un supplément de calcium et de vitamine D, vous réduisez ainsi les risques de carence.

Les légumes et les fruits contre les maladies du cœur et certains cancers

Les fruits et les légumes (185) fournissent à l'organisme une foule d'outils pour le protéger contre les maladies du cœur, les cancers et les accidents vasculaires cérébraux : des vitamines, des minéraux, des fibres et des produits phytochimiques… Consommez des fruits et des légumes en quantité : c'est un gage de santé !

Les grains entiers contre la constipation

L'intestin devient souvent plus paresseux avec le temps. Pour le stimuler, rien de mieux que des fibres (193)! Mangez régulièrement des aliments riches en fibres comme des céréales à grains entiers (pain de blé entier, céréales de son, riz brun, etc.). Mais les produits céréaliers ne sont pas les seules bonnes sources de fibres : les fruits, les légumes et les légumineuses en fournissent également. Et n'oubliez pas : pour que les fibres soient efficaces, il faut boire beaucoup de liquide !

La viande et ses substituts contre les infections

Les protéines (201) jouent un rôle important dans la lutte contre les infections : elles sont les matériaux de base des anticorps qui interviennent dans la défense de l'organisme. Les protéines sont aussi nécessaires à la réparation des tissus après une blessure ou une chirurgie. La viande, la volaille, le poisson, les œufs, le fromage, le beurre d'arachide et les légumineuses sont de bonnes sources de protéines. Assurez-vous d'en inclure à chaque repas !

Des aliments enrichis contre la fatigue

Après 50 ans, l'absorption de la vitamine B12 reliée aux aliments serait réduite de 10 à 30 %. Une carence en vitamine B12 peut causer, entre autres, de la fatigue, des faiblesses, de la confusion et une perte d'appétit. La vitamine B12 se retrouve naturellement dans les aliments d'origine animale comme le poisson, le lait, les œufs, les mollusques, la viande et la volaille. Toutefois, la vitamine B12 provenant des aliments enrichis et des suppléments est mieux absorbée. Il est donc recommandé de consommer des aliments riches en vitamine B12 tous les jours, incluant un aliment enrichi comme les boissons de soya, ou en prenant un supplément. Après 50 ans, l'organisme a besoin de 2,4 µg de cette vitamine par jour.

L'eau contre la déshydratation

Moins sensibles à la soif, les aînés sont souvent à risque de déshydratation. Celle-ci peut provoquer des maladies du rein. Elle cause aussi fréquemment un certain état de confusion temporaire. Boire suffisamment de liquide est enfin un bon moyen de prévenir et de soulager la constipation. Buvez de 6 à 8 verres de liquide par jour (de 1,5 à 2 litres) : eau, jus, lait, soupe, etc. 233

Apprenez aussi à reconnaître les signes de la déshydratation. Votre cerveau vous envoie des signaux uniquement lorsque vous êtes déjà déshydraté. Les signes les plus courants sont la soif, la fatigue, l'irritabilité, les maux de tête, les crampes musculaires, l'augmentation du rythme cardiaque et une sensation de faiblesse. Si vous reconnaissez un de ces symptômes au cours d'une journée chaude ou pendant une activité physique intense, buvez sans tarder ! Attention toutefois aux liquides en soirée afin de ne pas interrompre votre sommeil pour aller aux toilettes…

Du poisson contre la maladie d'Alzheimer

Selon de récentes études, le fait de consommer du poisson une fois par semaine réduirait de 60 % le risque de développer la maladie d'Alzheimer. Et plus vous en mangez, plus les bénéfices augmentent !

Les propriétés bénéfiques des poissons seraient attribuables aux acides gras de type oméga-3. Ces gras constituent le principal matériau de base des cellules du cerveau. Ils sont particulièrement abondants dans certaines parties très actives du cerveau. Les poissons gras comme le saumon, la truite saumonée, le thon et le maquereau constituent les meilleures sources d'oméga-3. ◀

TROISIÈME PARTIE

Suivez le guide !

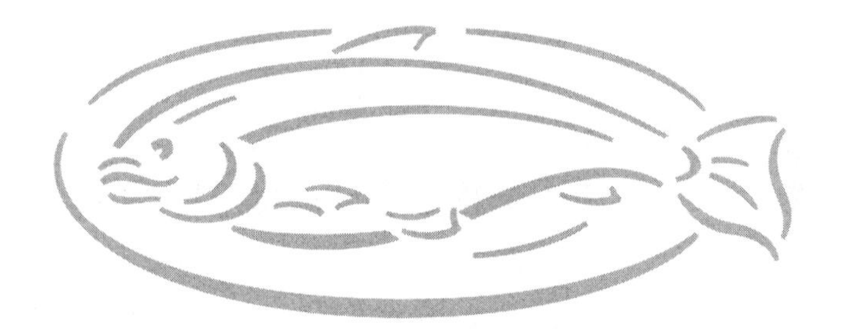

L'assiette bien-être en trois temps

L'assiette bien-être associe la santé, l'énergie, la découverte, le partage et le plaisir de manger. Elle vous laisse également la latitude pour personnaliser votre menu en fonction de vos goûts et de vos habitudes alimentaires. Intégrez les principes d'une saine alimentation à votre quotidien de façon simple et savoureuse avec l'assiette bien-être.

L'assiette bien-être est garnie d'au moins trois des quatre principaux groupes d'aliments :

- **les produits céréaliers** : riz, pâtes, pain, céréales à déjeuner, muffins, craquelins, etc. Choisissez des produits céréaliers à grains entiers.
- **les légumes et les fruits** : carottes, patates douces, épinards, brocoli, oranges, bananes, pommes, kiwi, etc. Préférez les légumes et les fruits colorés.
- **les produits laitiers et les substituts** : lait, yogourt, fromages, boissons de soya enrichies. Optez pour les versions moins riches en matières grasses.
- **la viande et ses substituts** : viande, volaille, poisson, œufs, tofu, légumineuses, etc. Remplacez plus souvent la viande par du poisson, des légumineuses et du tofu.

Déjeuner

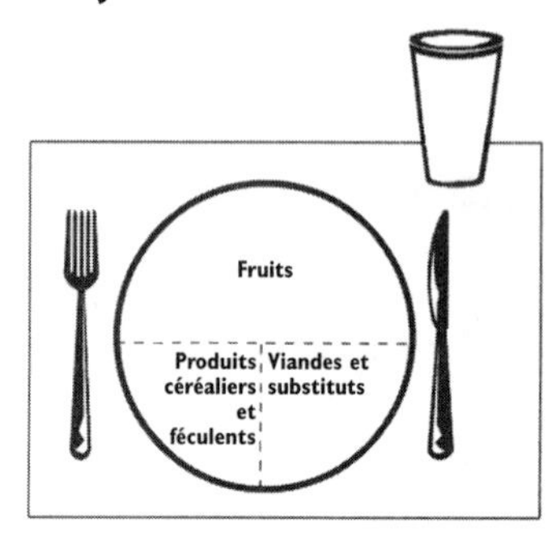

Le déjeuner est un repas essentiel de la journée. Après 12 heures de jeûne, il fournit à votre corps et à votre cerveau les éléments nutritifs nécessaires pour reprendre du service. Et les études le démontrent : les gens qui ne déjeunent pas sont souvent fatigués, moins concentrés et moins productifs, ils sont plus irritables et réussissent rarement à récupérer, plus tard dans la journée, les éléments nutritifs perdus.

Suggestions de déjeuner :

- **Bien assise à la maison** : un bol de céréales riche en fibres, du lait et un fruit.
- **Pour les matins où il faut se hâter :** un verre de jus de fruits à 100 % et un bagel de grains entier au fromage.
- **Sur le chemin du travail** : mélanger ½ paquet de tofu mou aromatisé, ¼ tasse de jus d'orange, 1 c. à soupe de lait écrémé en poudre, 1 c. à soupe d'amandes moulues et un peu de sucre, et verser le tout dans une tasse. Et un petit muffin maison au son à la collation !
- **Pour les petits mangeurs matinaux** : un mélange de céréales à déjeuner, de fruits déshydratés et d'amandes à grignoter dans la matinée et un yogourt à la pause café.
- **Au café du coin** : Deux rôties avec du beurre d'arachide, un café au lait et une coupe de fruits.

Dîner

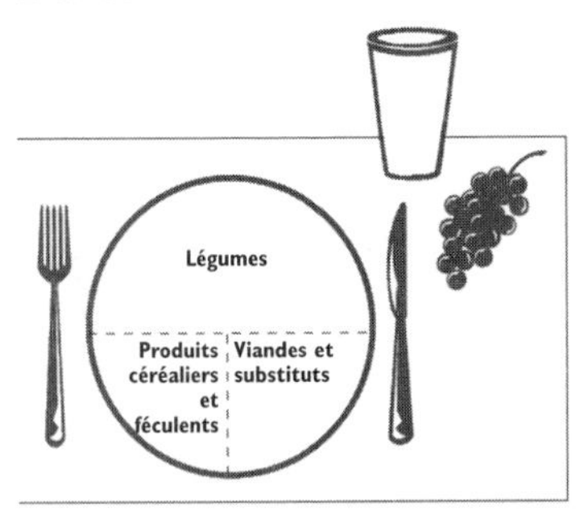

À l'heure du lunch, permettez-vous une pause et allez dîner avec vos collègues ou votre famille. Pour faire le plein d'énergie et être fraîche et dispose pour le reste de la journée, préférez les repas légers et équilibrés. Les repas copieux, riches en sucres et en matières grasses, portent à dormir…

Suggestions de dîner :

- **Le traditionnel sandwich** : Pour essayer autre chose que le traditionnel sandwich grillé au fromage, variez les types de pain (pita, bagel, baguette, grains entiers, etc.) et les mélanges de garnitures (salade de poulet, de thon, aux œufs, à l'hoummos, etc.). Accompagnez le tout de crudités, d'un jus de fruits ou de légumes et d'un yogourt.
- Les **mini-pizzas maison** : Préparées avec des pitas ou des muffins anglais, elles dépassent largement, en goût et en valeur nutritive, leurs équivalents du commerce. Osez les garnitures : végétarienne (champignons, courgettes, aubergines, fromage, etc.) ; mexicaine (tomates, viande hachée, épices chili, haricots rouges, oignons, mozzarella) ; des Maritimes (crevettes, pétoncles, crème de champignon faible en gras, mozzarella). Accompagnez-la d'une salade verte.
- **Le « tout en un »** : Les salades de pâtes, de couscous, de riz ou de verdure sont de délicieux prétextes pour vider les

restes du réfrigérateur. Un peu de laitue, un restant de poulet, des légumes sautés à la mode thaï et un peu d'emmental, et voilà un dîner des plus appétissants.

- **Le repas « grignotine »** : Pour les midis où l'inspiration vous manque : carottes miniatures, sachet de noix mélangées, yogourt à boire ou en tube et quelques craquelins de blé entier.
- **Les restes de la veille** : Une solution facile et tellement pratique !

Le souper en bonne compagnie

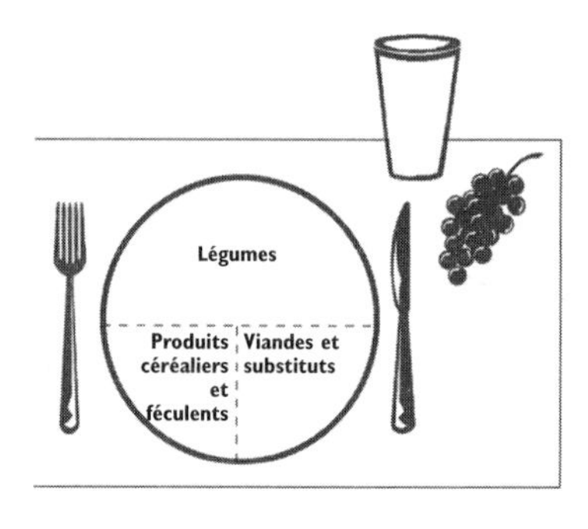

Au souper, mangez léger. Pris à quelques heures du coucher, les repas copieux peuvent influencer la durée et la qualité de votre sommeil. Le réveil pourrait être plus difficile et votre journée, moins agréable…

Assurez-vous d'inclure à chaque repas au moins un aliment provenant de chacun des 4 groupes alimentaires (légumes et fruits, produits céréaliers, produits laitiers, viandes et substituts). Le spaghetti est au menu ? Saupoudrez-le de parmesan et accompagnez-le de légumes verts. Vous prévoyez manger un pâté chinois ? Servez-le avec des betteraves et terminez le repas avec un yogourt. Et profitez-en pour doubler le contenu de vos chaudrons. Vous aurez ainsi des réserves pour les imprévus ou les repas du midi.

Les collations nutritives

Pour les adultes, comme pour les enfants, les collations peuvent s'intégrer à une alimentation saine et équilibrée. Elles vous permettent de refaire le plein après une activité et de contrôler la faim entre les repas. En choisissant soigneusement les aliments qui composent la collation, vous vous sentirez pleine d'énergie et éviterez ainsi de surconsommer au cours des repas.

Prendre une collation ne signifie pas grignoter n'importe quel aliment à tout moment de la journée. Une collation doit compléter votre alimentation et non pas remplacer un repas ou tromper l'ennui. Pour vous donner de l'énergie sans vous alourdir, la collation doit être faible en matières grasses, en sucres raffinés et en sel. Les sucreries ne font qu'augmenter temporairement le niveau d'énergie et les aliments riches en gras alourdissent la digestion. Afin de calmer votre appétit en attendant le prochain repas, la collation doit fournir des glucides, des fibres et des protéines. Les glucides sont le carburant privilégié du cerveau et des muscles. Les fibres alimentaires rassasient rapidement et les protéines prolongent le sentiment de satiété, vous donnant l'impression d'être rassasiée plus longtemps.

Voici quelques combinaisons gagnantes :

Aliments glucidiques riches en fibres	Aliments fournissant des protéines
Céréales à déjeuner riche en fibres (peu sucrées)	Yogourt ou lait
Petit muffin au son	Yogourt ou lait
Sandwich (pain de grains entiers)...	au beurre d'arachide
Brochettes de fruits et...	de fromage
Trempette de fruits : morceaux de fruits à tremper dans...	du yogourt à la vanille

Aliments glucidiques riches en fibres	Aliments fournissant des protéines
Crudités et…	trempette (à base de yogourt, de crème sûre légère, de tartinade de légumineuses, etc.)
Mélange de raisins frais…	de fromage cottage et de noix
Biscottes de grains entiers	Cubes de végé-pâté

L'assiette bien-être… est légère

Au restaurant comme à la maison, les portions de nos assiettes sont de plus en plus grosses. Une équipe de chercheurs américains a récemment comparé les portions actuellement disponibles dans les restaurants et les épiceries, ainsi que celles qui sont proposées dans les livres de recettes, aux portions disponibles dans les années 1950 et 1960. Résultat : les portions sont plus grosses dans toutes les catégories (sauf une, le pain) ! Et des études ont démontré que, placés devant une grosse assiette de macaronis, les adultes ont tendance à manger environ 30 % de plus qu'ils ne l'auraient fait avec une plus petite portion, et ce, sans même se rendre compte que la grosseur des portions avait changé.

Comment savoir si la portion que l'on a dans notre assiette est raisonnable ? Premièrement, en se donnant des repères. En fonction de votre groupe d'âge et pour chacun des groupes d'aliments, vous devez consommer dans votre journée le **nombre de choix** présentés ci-dessous :

Groupe d'aliments	Adoles-centes	Femmes entre 19 et 50 ans	Femmes de 50 ans et +	Ce que représente 1 choix
Légumes et fruits	7	7-8	7	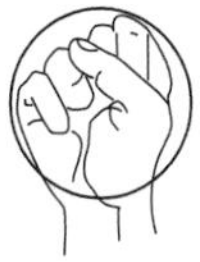 un poing = 125 ml
Produits céréaliers	6	6-7	6	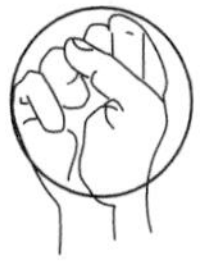 un poing = 125 ml ou 1 tranche de pain, ½ bagel ou 1 muffin anglais
Produits laitiers et substituts	3-4	2	3	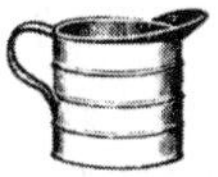 Lait = 1 tasse yogourt = 175 ml 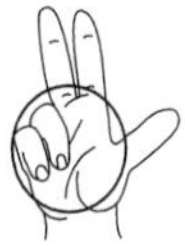fromage = 50 g
Viandes et substituts	2	3	2	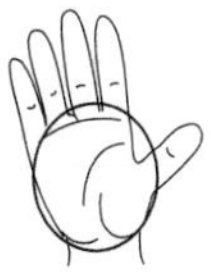 La grandeur de la paume de votre main et l'épaisseur de votre petit doigt.

Ce nombre peut augmenter si vous êtes enceinte, si vous allaitez, si vous êtes physiquement très active ou si vous êtes très grande. À l'inverse, ce nombre peut être plus petit si vous êtes très sédentaire ou si vous êtes de petite taille.

Ensuite, en appliquant certains principes de base, vous vous assurez que vos portions sont de grosseur raisonnable :

- Mangez dans de petites assiettes (assiettes à déjeuner) ou évitez de remplir votre assiette de façon à ne plus voir sa couleur ;
- Prenez le temps de manger. Il faut environ 20 minutes pour que les signes de satiété partent de l'estomac et se rendent à votre cerveau. Si vous mangez en moins de temps, vous pourrez facilement ingurgiter plus du double des calories avant de vous rendre compte que vous n'avez plus faim ;
- Au restaurant, prenez de plus petites portions. Très souvent, il est amplement suffisant de prendre 2 entrées. Et n'hésitez pas à partager votre repas avec un ami. La plupart du temps, les portions sont assez généreuses pour nourrir 2 personnes ;
- N'hésitez pas à demander qu'on emballe la moitié de votre assiette, que vous pourrez manger en lunch le lendemain midi ;
- Prenez toujours les petits formats. Résistez aux promotions du genre « pour quelques sous de plus, obtenez… » ;
- Si vous avez peur d'avoir faim, comblez plutôt votre repas avec des légumes, des fruits ou un produit laitier ;
- Ne mangez jamais directement de la boîte. Servez-vous plutôt dans un bol afin de prévenir la surconsommation ;
- Achetez des portions individuelles de collations pour éviter d'être tentée par le sac en entier.

Un concept gagnant: la densité calorique

Dans la société dans laquelle nous vivons aujourd'hui, la quête de plénitude et d'abondance est omniprésente, et ce, même dans notre relation avec les aliments:

- Pour quelques sous de plus, il est très souvent possible d'obtenir presque le double d'une portion d'aliments qui est déjà beaucoup trop grosse!
- Les aliments que nous consommons sont très denses en calories (beaucoup de calories dans un petit volume). Ces aliments sont très utiles pour de grandes expéditions de plein air mais… nous sommes malheureusement de plus en plus sédentaires et ces aliments font maintenant partie de notre alimentation sur une base quasi quotidienne.

Il est temps de réévaluer notre rapport à la nourriture. Il n'est pas question de se laisser mourir de faim avec des diètes farfelues et carencées en éléments nutritifs. Aucun aliment n'est interdit. Mangez à votre faim, sans avoir peur de vous nourrir. Voici quelques principes d'une saine alimentation qui pourront facilement être appliqués lorsque vous aurez compris le concept de la densité calorique!

Densité calorique

La densité calorique correspond au nombre de calories que fournit un volume donné d'aliments. Ainsi, les aliments à faible densité calorique contiennent une petite quantité de calories dans un grand volume. Il faut donc miser sur ces aliments ! À l'opposé, les aliments à haute densité calorique fournissent beaucoup de calories dans un tout petit volume. Ceux-ci contiennent souvent beaucoup de gras et de sucres ajoutés. Pensez aux aliments frits, aux pâtisseries, aux corps gras, aux desserts, etc. Par exemple, prenons un aliment à haute densité calorique, comme les frites, et un autre à faible densité calorique, comme la laitue frisée. Dix bâtonnets de frites contiennent autant de calories que 11 tasses (2,75 l) de laitue ! Ce concept vous indique donc quels aliments vous pouvez manger en grande quantité pour satisfaire votre appétit, tout en ingérant peu de calories.

Aliments à faible densité calorique

Les aliments à faible densité énergétique contiennent moins de calories car ils renferment souvent beaucoup de **fibres** et d'**eau**. Les aliments qui contiennent beaucoup d'eau sont surtout les fruits et les légumes, qui sont composés à 90 % d'eau. Les fibres, elles, se retrouvent dans les fruits et les légumes, mais également dans les produits céréaliers à grains entiers et dans les légumineuses. Non seulement les fibres alimentaires augmentent-elles le volume des aliments, mais elles sont également plus longues à digérer, ce qui prolonge le sentiment de satiété, et elles fournissent moins de calories que les glucides, les protéines et les lipides. Les aliments à faible densité énergétique occupent ainsi un large volume dans l'assiette et dans notre estomac.

RÉSULTAT : vous mangez plus sans avoir faim.

Le tableau ci-dessous présente des aliments à haute densité calorique et les substituts possibles à faible densité calorique.

Tous les aliments fournissent 100 calories	
Aliments à haute densité calorique	**Substituts à faible densité calorique**
Chips nature : une dizaine Frites : 9 bâtonnets	Laitue frisée : 11 tasses (2,75 l) Chou-fleur, cru : 33 fleurettes Fraises : 25 Brocoli, cru : 10 fleurettes Tomates rouges : 6 Abricots : 6 Carottes : 4 Poivrons rouges : 4
Croissant : le tiers Muffin commercial aux bleuets : le quart	Pain de blé entier : 1 à 1 ½ tranche Tortilla de blé entier : 1 petite Muffin anglais à grains entiers : 1 petit Pâtes de blé entier, cuites : ½ tasse (125 ml) Boulghour, cuit : 2/3 tasse (156 ml) Muffin maison au son : 1 petit
Arachides, écalées : 30 ml (2 c. à table) Beurre, margarine, huile : 10 ml (2 c. à thé) Saucisse de porc, crue : ¼ à ½ saucisse Cretons, pâté de foie : 30 ml (2 c. à table)	Thon en conserve dans l'eau : 90 g Légumineuses (pois chiches, haricots rouges, lentilles) : 100 ml (6-7 c. à table) Œuf poché ou cuit dur : 1 ½ de calibre moyen

Une pierre, deux coups ! En plus d'être moins caloriques, les aliments à faible densité énergétique sont également plus riches en éléments nutritifs.

L'assiette bien-être respecte le concept de densité calorique

- La moitié de l'assiette est réservée aux fruits ou aux légumes riches en fibres et en eau ;
- Le quart de l'assiette est rempli de pâtes de blé entier, de riz complet ou de pain à grains entiers qui sont des sources importantes de fibres ;
- Enfin, le dernier quart devrait être attribué à une source de protéines maigres comme la viande, le poisson ou les légumineuses.

Comprendre les étiquettes alimentaires

Pour vous aider à faire de meilleurs choix à l'épicerie, consultez les étiquettes des aliments. Le tableau de la valeur nutritive et la liste des ingrédients vous donnent une vue d'ensemble de la composition de l'aliment. Les allégations nutritionnelles sont utilisées par les commerçants pour faire ressortir un aspect particulier d'un aliment.

Lire l'information nutritionnelle présentée sur les étiquettes des aliments peut être utile dans plusieurs circonstances :

- Vous devez choisir entre deux repas surgelés : comparez leur tableau de la valeur nutritive ;
- Vous vous demandez si un pain est de blé entier : consultez la liste des ingrédients ;
- Vous êtes diabétique et souhaitez connaître la quantité exacte de glucides contenus dans un yogourt : consultez le tableau de la valeur nutritive ;
- Vous souhaitez augmenter votre consommation de fer : repérez l'apport de l'aliment avec le pourcentage de la valeur quotidienne pour voir s'il répond à vos besoins pour une journée.

Tableau de la valeur nutritive

Le tableau de la valeur nutritive indique la teneur en calories et en 13 éléments nutritifs d'une portion précise d'un aliment. Pour comprendre facilement le contenu de ce tableau, portez une attention particulière à:

1. La grosseur de la portion

La valeur nutritive de l'aliment est présentée pour une portion précise (p. ex.: 3 biscuits ou 2 tranches de pain). Est-ce que c'est la portion que vous mangez? Vous devrez peut-être doubler la teneur en matières grasses parce que vous mangez le double de la portion. Vous devrez peut-être diviser de moitié la quantité de fibres parce que vous ne consommez que la moitié de la portion présentée.

Valeur nutritive par 1 tasse (55 g)			
Teneur		% valeur quotidienne	
Calories 200			
Lipides 2 g			3 %
Saturés 0 g + trans 0 g			0 %
Cholestérol 0 mg			
Sodium 270 mg			11 %
Glucides 44 g			15 %
Fibres 8 g			32 %
Sucres 16 g			
Protéines 6 g			
Vitamine A	0 %	Vitamine C	0 %
Calcium	4 %	Fer	40 %

2. Le pourcentage de la valeur quotidienne (% VQ)

Le pourcentage de la valeur quotidienne classe les aliments selon une échelle de 0 à 100 %. Un % VQ de 100 % pour un élément nutritif indique que l'aliment comble 100 % de vos besoins quotidiens en cet élément. En d'autres mots, cela vous indique si l'aliment contient peu ou beaucoup d'un élément nutritif pour une portion précise. Les lipides, les gras saturés et trans, le cholestérol et le sodium doivent être limités. Le % VQ accompagnant ces éléments nutritifs doit donc être le plus bas possible. Toutefois, choisissez des aliments avec un haut % VQ pour les fibres, les vitamines et les minéraux.

La liste des ingrédients

La liste des ingrédients vous présente le contenu d'un produit alimentaire. Les ingrédients apparaissent toujours en ordre décroissant, en fonction de leur poids.

La liste des ingrédients fournit une foule d'informations utiles : est-ce que la farine utilisée est de blé entier ? Est-ce que les sucres sont ajoutés ou naturellement présents dans l'aliment ? Est-ce que celui-ci contient du shortening, du suif, du saindoux ou des huiles hydrogénées, tous des indicateurs de gras saturés et trans ? Si vous êtes allergique à certains aliments, la liste des ingrédients vous permet également d'identifier les produits alimentaires à éviter.

Allégations nutritionnelles

Les allégations relatives à la teneur en éléments nutritifs constituent un moyen facile et fiable d'identifier les aliments présentant certains avantages nutritionnels. Il s'agit des expressions « sans », « faible teneur en », « teneur élevée en » et « source de » que l'on retrouve sur les emballages.

Pour vous aider à faire de meilleurs choix à l'épicerie, recherchez les mentions suivantes :

Produits	Allégations
Pains, céréales à déjeuner, craquelins	« Source de fibres » « Source élevée de fibres » « Source très élevée de fibres »
Yogourts et fromages	« Faible en gras » « Faible en gras saturés » « Source de calcium et de vitamine D »
Viandes, volailles et poissons préemballés	« Faible en gras » « Faible en gras saturés » « Faible en cholestérol »
Vinaigrettes, mayonnaises, sauces à salade	« Faible en gras » « Faible en gras saturés » « Teneur réduite en calorie » « Faible en calories »
Jus de fruits, compotes, salades de fruits	« Sans sucre ajouté » « Non sucré »
Autres produits alimentaires transformés (boulangerie, charcuterie, etc.)	« Faibles en gras » « Faible en gras saturés » « Faible en sodium » « Sans sel ajouté » « Sans sucre ajouté »

Certains produits affichent également des allégations santé, c'est-à-dire des allégations reliant un élément nutritif contenu dans un aliment et son effet sur la santé (p. ex. : une saine alimentation où l'on retrouve peu de graisses saturées et trans aide à réduire le risque de maladies du cœur). Les aliments affichant une de ces allégations contribuent donc à réduire le risque de la maladie reliée, s'ils s'insèrent dans une alimentation globalement saine.

Une épicerie vite faite, bien faite

Planifier son épicerie à l'avance vous permet de diminuer le temps passé inutilement au magasin d'alimentation et de manger plus sainement grâce à un menu bien équilibré. À vos paniers, prêtes... santé !

Planifier... pour gagner du temps

La première chose à faire est de dresser une liste des aliments que vous désirez acheter. Cela vous évitera d'avoir à retourner à l'épicerie plusieurs fois dans la semaine ou, pire encore, de réaliser au moment où vous effectuez une recette qu'il vous manque un ingrédient ! Tout ce qui pourrait vous décourager et vous inciter à vous tourner vers la livraison...

- Prévoyez au moins quatre soupers de semaine et faites une liste des ingrédients nécessaires pour la réalisation de ces recettes ;
- En regroupant le plus possible sur votre liste les aliments en fonction de la disposition des produits en magasin, vous éviterez les oublis et les allers-retours inutiles :
  - Les fruits et les légumes frais

  - Les viandes, poissons et fruits de mer frais
  - Le comptoir des charcuteries
  - La section des produits céréaliers
  - La boulangerie
  - Les jus et boissons
  - Les aliments en conserve
  - Les produits surgelés
  - Les articles non comestibles

- Pour économiser, composez le menu de la semaine en fonction des aubaines de votre épicerie. Prenez également soin de noter les marques en promotion sur votre liste. Bien sûr, il est préférable de feuilleter la circulaire et de découper les coupon-rabais à la maison avant le départ.

- Au cours de la semaine, inscrivez sur votre liste les ingrédients et les aliments au fur et à mesure qu'il sont consommés. Assurez-vous de toujours renflouer votre garde-manger de base.

Choisissez le bon moment

- Faites vos courses l'estomac plein. Si vous avez faim, vous risquez d'acheter des aliments qui ne sont pas sur votre liste, selon vos envies du moment.

- Allez à l'épicerie seule. Mais si vous devez y emmener vos enfants, méfiez-vous des produits dont le marketing est dirigé à leur intention (aliments situés au bout des allées, à leur hauteur, aliments vendus avec un jouet identifié au film pour enfants le plus récent ou à l'émission de l'heure). En cédant aux demandes des enfants qui savent être très convaincants, vous risquez d'acheter plus d'aliments que nécessaire et de faire moins de choix santé !

- Évitez les embouteillages… Pour garder sa bonne humeur et faire l'épicerie de façon efficace, il est préférable, dans la mesure du possible, d'éviter l'heure précédant les repas ainsi que les après-midi de fin de semaine. Si votre horaire le permet, il vaut mieux vous rendre à l'épicerie tôt le matin la fin de semaine ou encore pendant la semaine.

La boîte à lunch santé

Débordée par le boulot, la vie de famille et les activités de loisir, vous pensez ne pas avoir le temps de vous préparer un lunch pour le lendemain midi ? Vous considérez que le restaurant du coin, la cafétéria ou encore la machine distributrice vous simplifient la vie ? Et s'il était plus facile et rapide que vous ne le pensiez de vous composer une boîte à lunch nourrissante et savoureuse ?

Il vous est sûrement déjà arrivé d'être déçue d'un repas acheté à votre lieu de travail, d'en avoir marre de la monotonie des choix ou de ne pas avoir envie des aliments proposés à la cafétéria. Un lunch maison appétissant et équilibré vous procure des bienfaits qui dépassent le simple apport en éléments nutritifs. Un tel repas vous permet de manger des mets préparés comme vous les aimez et vous offre l'occasion de varier le contenu de votre dîner à volonté. De plus, le lunch maison vous aide à mieux travailler en après-midi, facilite le maintien de votre poids et est plus économique !

Une boîte à lunch équilibrée doit être composée :

- d'au moins un aliment provenant de chacun des quatre groupes d'aliments ;
- d'un minimum d'aliments transformés ;
- d'aliments variés (formes, couleurs, textures) ;
- d'aliments que vous aimez.

Fini les lunchs ennuyeux et monotones qui restent dans le réfrigérateur. Découvrez différentes variantes de lunchs simples et rapides à préparer, savoureux et nutritifs :

1. Le sandwich réinventé

Un classique, facile et rapide à préparer. Pour éviter la monotonie, variez les sortes de pain et les garnitures !

Pains : kaiser, pita, muffin anglais, bagel… à grains entiers pour plus de fibres, de vitamines, de minéraux et de goût !

Garnitures : beurre d'arachide, viandes maigres, charcuteries végétariennes, œufs, hoummos, tartinade de tofu, poissons en conserve, etc.

Combinaisons hors de l'ordinaire

- Thon en conserve assaisonné, fromage à la crème allégé et petits légumes (concombre, poivrons, tomates, etc.) ;
- Saumon fumé et tartinade de tofu ;
- Carottes râpées, raisins secs, noix hachées et fromage à la crème allégé ;
- Tranches de rôti de dinde, compote de pommes ou sauce de canneberges et fromage cheddar ;
- Légumes grillés et fromage de chèvre ;
- Fromage suisse ou camembert, tranches de pomme et noix hachées ;
- Jambon maigre, fromage, bébés épinards et tomates.

2. Les fameux restes de repas !

Vous n'avez plus d'excuse de manquer de temps pour préparer vos lunchs ! Triplez les recettes de vos soupers. Conservez une portion pour le lunch du lendemain et congelez le reste pour les dîners des prochaines semaines. Après quelques semaines, vous aurez une variété de délicieux plats maison à mettre dans votre boîte à lunch. Les repas surgelés peuvent vous dépanner à l'occasion, mais très souvent ces repas ne contiennent pas suffisamment de protéines pour vous permettre de calmer votre faim jusqu'au prochain repas. De plus, certains d'entre eux contiennent beaucoup de matières grasses. Assurez-vous que vos repas surgelés fournissent 15 g et plus de protéines par portion et moins de 10 à12 g de lipides par portion. Ces repas devraient être complétés avec une portion de légumes, un fruit et un dessert laitier.

3. Le repas « grignotine »

Pour les journées où il vous est impossible de vous faire un lunch, vous pouvez toujours compter sur des aliments pris à la sauvette : carottes miniatures, boîte de jus de légumes, sachet de noix mélangées, bâtonnet de fromage, œuf à la coque, yogourt à boire ou en tube, fruits, etc.

Si c'est possible, gardez-vous une réserve d'aliments non périssables au bureau, au cas où…

- Céréales à grains entiers prêtes à manger ;
- Barres granola faibles en gras ;
- Fruits séchés ;
- Noix ;
- Jus de fruits ou de légumes.

4. Le « tout en un »

Pour sauver du temps à l'heure du midi, le repas « tout-en-un » vient à la rescousse :

- Salade de pâtes, fromage bocconcini et légumes grillés
- Couscous, pois chiches, tomates et poivrons
- Pizza maison toute garnie avec un pain pita de blé entier et une garniture de votre choix :
  - Végétarienne (légumes grillés, fromage au choix)
  - Cajun (poulet avec assaisonnement cajun, poivrons rouges, oignons et ail grillés, fromage)
  - Mexicaine (viande hachée, tomates, épices chili, haricots rouges, oignons, mozzarella)

Des accompagnements colorés

Les légumes et les fruits ajoutent de la couleur à votre dîner en plus de contenir de nombreux éléments nutritifs. Plus les légumes sont **colorés**, plus ils contiennent d'antioxydants ! Et n'oubliez pas, c'est dans la **pelure** que l'on retrouve la majorité des fibres et des éléments nutritifs.

Accompagnez votre plat principal :

- de crudités ;
- d'une salade (de laitue, de carottes, de pommes de terre, etc.) ;
- d'un potage de légumes ;
- d'un jus de légumes ou de tomate.

Les *must* du garde-manger

Ne vous laissez plus prendre au dépourvu au moment des repas : faites de votre réfrigérateur et de votre garde-manger vos alliés dans la cuisine ! Remplissez-les d'aliments nutritifs qui vous permettront de cuisiner des mets savoureux en un clin d'œil. N'oubliez pas d'ajouter à votre liste d'épicerie, au fur et à mesure, les ingrédients à acheter.

Groupe alimentaire	Garde-manger	Réfrigérateur	Congélateur
Produits céréaliers	Pâtes de blé entier, riz brun, boulghour (couscous de blé entier) Farine de blé entier Céréales à déjeuner riches en fibres, flocons d'avoine	Pain, pitas et tortillas de blé entier	Pain tranché, bagels, muffins anglais à grains entiers Riz brun cuit Muffins ou mélange à muffins préparés

Groupe alimentaire	Garde-manger	Réfrigérateur	Congélateur
Fruits et légumes	Tomates en conserve, pâte de tomates, sauce de tomates ou de légumes, soupe en conserve Fruits en conserve dans leur jus Légumes en conserve Fruits séchés (raisins, canneberges, dattes) Oignons, pommes de terre	Légumes et fruits frais Jus de fruits, de légumes ou de tomate	Légumes surgelés Épinards, oignons et poivrons hachés Petits fruits surgelés (bleuets, fraises, framboises) Bananes mûres (congelées avec la pelure) Sorbet de fruits
Produits laitiers	Lait écrémé en poudre Lait UHT	Lait Yogourt nature et yogourt aromatisé Fromage en brique	Fromage râpé, yogourt

Groupe alimentaire	Garde-manger	Réfrigérateur	Congélateur
Viandes et substituts	Poissons en conserve (thon, saumon, palourdes, sardines, etc.) Légumineuses en conserve Beurre d'arachide	Viande et volaille Tofu Œufs	Viande et volaille Poisson et fruits de mer (crevettes, sole, flétan, etc.) Noix et graines
Autres aliments	Huiles végétales (canola, olive, carthame, maïs, tournesol) Sauce soya, vinaigres (de vin rouge ou blanc, balsamique)	Beurre ou margarine non hydrogénée Condiments (moutarde, ketchup, salsa, etc.)	

Et n'oubliez pas d'utiliser votre congélateur!

Gardez toujours au congélateur une variété d'aliments nutritifs et rapides à préparer. Lorsque le temps presse, sortez votre viande et votre riz déjà cuits, vos légumes surgelés et votre fromage râpé. Faites gratiner au four et vous voilà à table en moins de 20 minutes!

Aussi, doublez vos recettes de muffins ou de ragoût et congelez les restes en portions individuelles. Voilà des repas rapides et savoureux pour le lunch du midi ou les soupers de semaine.

Des idées de repas-minute à cuisiner avec les aliments de base

- Pennine au thon assaisonné accompagnées d'une salade de verdure ;
- Sauté de tofu aux légumes accompagné de riz brun ;
- Omelette au fromage accompagnée d'un bagel de grain entier et un jus de légumes ;
- Soupe repas aux haricots rouges, aux pâtes et aux légumes en conserve ;
- Coupe étagée au yogourt, aux noix et aux fruits congelés.

Manger santé au restaurant

Vous croyez qu'il est impossible de manger des mets savoureux et nutritifs au restaurant ? Détrompez-vous ! Il suffit de faire les bons choix…

Cinq trucs pratiques pour faire des choix santé au restaurant

1. **Repérez les choix santé au menu.** Cette fiche pratique vous présente les meilleurs choix des différents types de restaurants, qu'il s'agisse d'un restaurant à déjeuners, italien, chinois, de restauration rapide ou d'une pizzeria. Préférez les mets sautés, grillés ou braisés plutôt que frits. Et n'hésitez pas à questionner votre serveur sur les ingrédients qui composent chaque recette.
2. **Demandez et vous recevrez.** Sentez-vous à l'aise de demander que l'on vous serve la vinaigrette et les sauces à part, de faire griller le poulet plutôt que de le frire, de remplacer les frites ou une partie du riz par des légumes et une pomme de terre au four, etc. La plupart des restaurants se feront un plaisir de répondre à votre demande.
3. **Préférez le menu à la carte.** Les menus de la table d'hôte incitent souvent à la surconsommation. En optant pour le

menu à la carte, vous serez moins tentée de prendre un dessert si l'appétit vous manque.

4. **Évitez de vous jeter sur la corbeille de pain.** Vous arrivez au restaurant affamée et ne désirez qu'une chose: la corbeille de pain. Au lieu de vous jeter sur celle-ci, buvez de l'eau en attendant votre entrée, cela calmera votre faim. Mais si vous ne pouvez résister, alors utilisez le beurre avec parcimonie. Et méfiez-vous des pains à l'ail: ils contiennent cinq fois plus de gras qu'un pain nature!

5. **Partagez votre assiette.** Les restaurants ont tendance à servir d'énormes assiettes. Et même les mets les plus santé peuvent perdre leurs bienfaits s'ils sont consommés en trop grande quantité. Par exemple, trois grandes crêpes accompagnées de fruits et arrosées de sirop d'érable ou de crème anglaise peuvent vous fournir jusqu'à 900 calories, soit l'équivalent en énergie d'un hamburger double et d'une frite de format moyen! Et que dire des assiettes remplies de patates rôties, de bacon, de saucisses et de fèves aux lard…

   Partagez votre assiette avec un ami ou demandez une version plus petite du plat choisi. Certains restaurants offrent également le plat principal en entrée.

   Vous commandez le plat principal ou le dessert, mais vous n'avez plus faim après avoir mangé la moitié de l'assiette? Demandez que l'on vous emballe ce qui reste pour l'emporter. Ces restes feront de délicieux lunchs pour le bureau.

Le restaurant à déjeuners

Les restaurants à déjeuner offrent une multitude de choix santé. Pour bien commencer la journée, votre corps a besoin de carburant ainsi que de vitamines et de minéraux.

Choisissez des déjeuners qui comprennent :

- des grains entiers ;
- une source de protéines ;
- des fruits ;
- un produit laitier.

	Les meilleurs choix	**À partager à l'occasion**
Des grains entiers	Pain brun, bagel, muffin anglais, gruau, crêpes de blé ou de sarrasin, céréales à déjeuner riches en fibres	Croissant, brioche, gauffre, céréales granola
Une source de protéines	Œufs, beurre d'arachide, saumon fumé, jambon ou fèves au lard	Bacon, saucisses, cretons
Des fruits	Fruits colorés	Patates rôties
Un produit laitier	Yogourt, fromage cottage, fromage, lait	Crème anglaise, sauce hollandaise, crème fouettée, sirop d'érable

Et attention aux « extras » comme le sirop d'érable, la crème anglaise, la sauce hollandaise et la crème fouettée, qui ajoutent également beaucoup de calories, de matières grasses et de sucres à votre déjeuner. Allez-y avec modération.

Le restaurant italien

Les aliments nutritifs ne manquent pas dans la cuisine italienne. On y retrouve des tomates regorgeant d'antioxydants, de l'huile d'olive, reconnue pour ses bons gras et des fruits de mer riches en oméga-3. Mais il existe tout de même quelques pièges à éviter.

	Les meilleurs choix	**À partager à l'occasion**
Entrée	Salade de légumes ou calmars grillés Soupe minestrone	Calmars frits *Antipasto*
Plats principaux	Pâtes, sauce à base de tomates (marinara, aux palourdes, bolognaise, etc.) Poisson ou poulet grillé	Pâtes, sauce blanche, à base de fromage, au pesto ou aux saucisses Lasagne Veau *parmigiana*
Accompagnements	Légumes cuits à la vapeur ou grillés : champignons portobello, asperges, épinards, salade tricolore (salade de verdure), courgettes, etc.	Aubergines *parmigiana* Fettucine *alfredo*
Desserts	Glaces italiennes	Tiramisu

Le restaurant asiatique

La cuisine asiatique contient plusieurs aliments santé: les légumes, le soya, le poisson… mais elle propose également beaucoup de friture.

	Les meilleurs choix	**À partager à l'occasion**
Entrée	Salades aux germes de soja, Bouchées vapeur (*dumplings*) Rouleau de printemps, soupe (sans nouilles frites)	Rouleaux impériaux Crevettes tempura
Plats principaux	Plats cuits à la vapeur ou sautés: Sautés de légumes avec poulet ou crevettes, chow mein, crevettes à la séchuanaise, crevettes à l'ail, tofu épicé sauté (*hunan tofu*) Sushis	Plats frits: Poulet du général Tao, bœuf croustillant à l'orange, côtes levées, porc à la sauce aigre douce
Accompagnements	Légumes sautés ou à la vapeur Riz nature	Accompagnements frits: Riz cantonnais, nouilles frites, épinards croustillants
Desserts	Litchis, sorbets	Bananes frites

Et pourquoi ne pas manger avec des baguettes ? Comme les assiettes sont souvent très copieuses, cela vous laissera le temps de vous sentir rassasiée.

La pizzeria

La pizza a tout pour être un plat complet et santé, mais elle contient trop souvent beaucoup de gras saturés et de sel provenant du fromage, de la viande et des « extras ».

	Les meilleurs choix	**À partager à l'occasion**
Croûte	Mince, de blé entier	Épaisse ou garnie
Garniture	Moitié fromage Poulet, fruits de mer ou jambon Légumes	Extra fromage Peperoni, porc, bœuf haché Extra bacon
Accompagnements	Salade, jus de fruits ou de légumes ou soupe	frites, doigts de poulet, pains au fromage

La restauration rapide

Les menus des restaurants de repas rapides offrent de plus en plus d'alternatives santé. À vous de choisir.

	Les meilleurs choix	**À partager à l'occasion**
Plats principaux	Hamburger simple (une galette de viande), sandwich au poulet grillé, végéburger	Poutine, hot-dog, hamburger double avec mayonnaise, fromage et bacon
Accompagnements	Salade verte, jus de légumes ou de fruits	Frites, croquettes de poulet, salade César

	Les meilleurs choix	À partager à l'occasion
Dessert	Yogourt et fruits, lait glacé	Chaussons aux fruits, crème glacée

Couper dans le gras, pas dans le goût

On a pendant longtemps boudé les matières grasses. Pourtant, elles sont essentielles à une bonne santé.

Fonctions

Les matières grasses jouent plusieurs rôles importants dans notre organisme. Elles agissent comme matériaux de construction pour toutes les cellules de l'organisme, particulièrement celles du système nerveux. Elles permettent aussi la production d'hormones, dont les hormones sexuelles féminines. Elles favorisent l'absorption de certaines vitamines dites liposubles, comme les vitamines A, D, E et K. De plus, elles fournissent également un type d'acides gras que notre organisme ne peut pas fabriquer lui-même, les acides gras essentiels.

Recommandations

La quantité de matières grasses que contient votre assiette est importante. Les matières grasses fournissent beaucoup d'énergie (9 Kcal/g), soit deux fois plus que les protéines et les glucides (4 Kcal/g). Une trop grande consommation de matières grasses ajoute donc beaucoup de calories superflues à votre assiette et peut causer une prise de poids. Une consommation importante a également été associée à des risques plus élevés de maladies du cœur et de certains cancers. Votre alimentation devrait fournir moins de 30 % de l'énergie (calories) sous forme de matières grasses. Pour une femme adulte, ceci équivaut à environ 60 grammes de gras par jour (l'équivalent de 12 c. à thé de gras) incluant les matières grasses cachées dans les aliments et celles qui sont ajoutées (beurre, margarines, huiles).

La qualité des gras que vous mangez est également très importante. Les bons gras, consommés en quantité modérée, ont des effets positifs sur la santé de votre cœur. Pour atteindre un équilibre entre la quantité et la qualité, il est important de faire des choix basés sur des critères de qualité. Il existe trois grandes familles de matières grasses, qui diffèrent selon leurs effets sur la santé.

Les matières grasses à privilégier : feu vert

Les gras insaturés

Les gras insaturés ont la propriété d'être liquides à la température de la pièce. On les retrouve principalement dans les huiles végétales, les margarines non hydrogénées, les noix, les graines et le poisson. Ces types de gras sont associés à une diminution des risques de maladies du cœur. Les gras insaturés fournissent à notre organisme les acides gras essentiels qui exercent des fonctions importantes : l'acide linoléique (oméga-6) et l'acide gras linolénique (oméga-3).

Les matières grasses à limiter : feu jaune

Les gras saturés

Ces gras sont surtout présents dans les matières grasses fermes d'origine animale comme la viande, le fromage, le beurre, le saindoux, le suif, le lait entier et la crème. Les huiles de palme, de coprah et de coco en contiennent également. Les acides gras saturés sont les principaux responsables alimentaires de l'augmentation du cholestérol sanguin.

Les matières grasses à éviter : feu rouge

Les gras trans

Les acides gras trans sont des acides gras insaturés formés artificiellement lors d'un processus industriel appelé hydrogénation. Les acides gras trans ont des effets néfastes encore pires que ceux du gras saturé sur le cholestérol sanguin : ils augmentent le mauvais cholestérol (LDL) ainsi que le cholestérol total et ils diminuent le bon cholestérol (HDL). Les acides gras trans se retrouvent dans la plupart des produits « trans »formés comme le shortening, les margarines partiellement hydrogénées, les produits de pâtisserie ou de boulangerie commerciales, les croustilles et les frites surgelées.

Sources alimentaires

Gras insaturés	Gras saturés et trans
Huile d'olive, de canola, de maïs, de tournesol, de soya	Beurre, saindoux, suif, crème
Margarine non hydrogénée	Shortening, margarine hydrogénée ou partiellement hydrogénée, huile de palme, de coprah et de coco
Poissons gras (saumon, truite, thon, sardines, etc.)	Coupes de viandes grasses, peau du poulet,
Noix et graines	Fromages riches en matières grasses
	Certains produits alimentaires transformés comme les biscuits, les pâtisseries, les croustilles, les craquelins.

Pour diminuer la quantité de matières grasses de votre alimentation :

- Utilisez une petite quantité d'huile pour vos grillades, les aliments cuits au barbecue, rôtis ou sautés à la poêle ;
- Choisissez des coupes de viande plus maigres ;
- Enlevez tout le gras visible autour de la viande et la peau de la volaille ;
- Intégrez des repas de légumineuses (pois chiches, haricots rouges, lentilles), de poissons maigres et de produits de soya à votre menu ;
- Choisissez des fromages à 20 % et moins de matières grasses ;
- Réservez pour les grandes occasions les sauces à la crème, rosée ou au beurre. Préférez les sauces aux légumes ou encore à base de tomates ;

- Allongez vos vinaigrettes maison avec des jus de fruits ou de légumes et limitez la quantité de vinaigrette utilisée pour vos salades ;
- Consultez les étiquettes des produits alimentaires pour comparer la quantité de matières grasses ;
- Recevez des amis à manger à la maison plutôt que de vous rencontrer au restaurant ;
- Limitez votre consommation de plats faits avec de la pâte à tarte ou de la pâte feuilletée.

Au lieu de…	**Essayez…**	**Et éliminez… g de gras !**
Lait 3,25 % m.g.	Lait 1 % m.g.	6 g/tasse
Fromage cheddar	Cheddar faible en m.g.	5 g/once
Crème glacée	Lait ou yogourt glacés	4,5 g/ ½ tasse
Crème sure	Crème sure sans gras	2 g/c. à table
Croustilles	Croustilles cuites au four	10 g/once
Maïs soufflé au beurre	Maïs soufflé léger	4 g/portion (3 tasses)
Barres de crème glacée	Fudgesicle	12 g/barre
Pizza au pepperoni	Pizza végétarienne	7 g/pointe

Pour augmenter votre consommation de gras insaturés et de gras oméga-3 :

- Remplacez le beurre et la margarine hydrogénée par de l'huile végétale ou de la margarine non hydrogénée dans vos préparations ou sur vos rôties ;
- Consommez de 2 à 3 repas de poissons riches en oméga-3 (saumon, thon, sardines, maquereau, truite arc-en-ciel, crevettes, etc.) par semaine ;

- Expérimentez avec le tofu : préparez-le en casserole, en remplacement de la viande hachée ou sauté avec des légumes ;
- Saupoudrez vos yogourts, vos céréales à déjeuner et vos préparations de muffins de graines de lin moulues ;
- Au déjeuner, préférez le beurre d'arachide au traditionnel trio œufs, bacon et saucisses.

Pour diminuer votre consommation de gras saturés et trans :

- Enlevez tout le gras visible autour de la viande ainsi que la peau de la volaille ;
- Choisissez des produits laitiers écrémés ou partiellement écrémés ;
- Choisissez des fromages à 20 % et moins de matières grasses ;
- Dans vos sandwichs, remplacez les charcuteries par des poissons en conserve ou des purées de légumineuses ;
- Consultez le tableau de la valeur nutritive des aliments pour connaître leur teneur en gras saturés et trans. Évitez les aliments préparés du commerce qui contiennent des gras saturés et trans (> 5 % VQ) : beignes, muffins, gâteaux, biscuits, repas surgelés, craquelins, soupes en conserve, croustilles, frites, barres de chocolat, abaisses de tarte, etc.

RECETTES

Pour ajouter des oméga-3 à votre alimentation, rien de mieux que de cuisiner des poissons gras comme le saumon, le thon, les sardines et le maquereau.

FILETS DE SAUMON MARINÉS

2 à 3 portions

Ingrédients

400 g (14 onces)	Saumon frais ou congelé

Marinade

60 ml (¼ tasse)	sauce soya
5 ml (1 c. à thé)	huile de sésame
	jus de 2 limes

Sauce

60 ml (¼ tasse)	coriandre fraîche hachée
15 ml (1 c. à table)	sauce soya
5 ml (1 c. à thé)	miel
5 ml (1 c. à thé)	huile de canola ou d'olive
1	oignon vert, tranché
1 gousse	ail, hachée
	jus d'une lime
	zeste d'une lime

Préparation et cuisson du poisson

- Déposer les filets dans un récipient peu profond pour mariner.
- Mélanger les ingrédients de la marinade et verser sur les filets.
- Faire mariner au réfrigérateur de 30 à 40 minutes. Si les filets ne sont pas complètement recouverts par la marinade,

après 20 minutes, retourner les filets pour les imprégner complètement de marinade.
- Mélanger tous les ingrédients de la sauce. Réserver.
- Faire cuire les filets de saumon marinés dans une poêle à frire antiadhésive à feu moyen-vif, en les retournant de temps à autre, jusqu'à ce que la chair se détache facilement avec la fourchette (environ 10 à 20 minutes).
- Servir immédiatement avec la sauce.

SAUMON AU PESTO

2 portions

Ingrédients

250 g	saumon frais
60 ml (¼ tasse)	crème sûre légère
15 ml (1 c. à table)	pesto
15 ml (1 c. à table)	parmesan râpé

Cuisson
- Préchauffer le four à 375 °F (190 °C).
- Mélanger la crème sûre et le pesto. Napper le poisson du mélange et saupoudrer de parmesan.
- Mettre au four de 10 à 15 minutes ou jusqu'à ce que la chair du poisson se détache à la fourchette.

Des légumes et des fruits à croquer

Plus de 4 500 études l'ont confirmé : le fait de consommer chaque jour au moins 7 choix de légumes et de fruits réduit les risques de cancer d'au moins 20 % ! Les légumes et les fruits sont essentiels à une bonne santé. Ils fournissent des antioxydants, des vitamines, des minéraux, des fibres et des composés phytochimiques. Ce cocktail d'éléments nutritifs est une arme précieuse contre le cancer, les maladies du cœur et les accidents vasculaires cérébraux. De plus, les légumes et les fruits contribuent à la perte et au maintien du poids en fournissant des fibres qui diminuent le sentiment de faim et en procurant très peu de calories.

Sept si simple!

Croquer dans au moins sept choix de légumes et de fruits, c'est facile.

Repas	Choix	Exemples
Déjeuner	Un **fruit** ou un jus de fruits	• Commencez la journée avec un jus de fruits à 100 %; • Ajoutez des tranches de bananes, des petits fruits ou des fruits séchés à vos céréales à déjeuner; • Sucrez votre gruau avec de la compote de pommes; • Ajoutez des morceaux de fruits à votre yogourt; • Garnissez vos gaufres ou vos crêpes de fruits; • Servez votre fromage cottage ou votre yogourt dans un demi-cantaloup.
Dîner	Deux **légumes** et un **fruit**	• Commencez par un bon potage de légumes; • Variez les salades: salade de choux, de légumes grillés, de bébés épinards, de concombre au yogourt (raïta), de fruits, etc.; • Accompagnez votre sandwich d'un jus de légumes; • Croquez à pleines dents dans des bâtonnets de carotte, des lanières de poivrons ou des bouquets de brocoli; • Réchauffez les légumes du souper de la veille; • Terminez votre dîner avec un fruit, une compote ou une salade de fruits.

Souper	Deux **légumes** et un **fruit**	• Commencez le repas avec une entrée de légumes ou de fruits comme une salade ou un artichaut frais ; • Garnissez la moitié de votre assiette de légumes de couleur, de texture et de forme différentes ; • Ajoutez des légumes dans la préparation même du plat : des épinards et du maïs en grains dans le pâté chinois ; des carottes et du céleri dans la sauce à spaghetti ; des haricots, des pommes de terre et de la courge dans les ragoûts ; des petits pois et du poivron rouge dans la soupe aux pois ; • Variez vos accompagnements de légumes : préparer-les sautés à la chinoise, gratinés aux trois fromages, assaisonnés au cari sur un lit de couscous, etc. ; • Accompagnez le fromage en fin de repas de quartiers de pomme, de raisins ou de figues séchées ; • Terminez le repas avec un fruit.

RECETTES

Ces desserts constituent de savoureuses façons de consommer des fruits et d'augmenter vos apports en vitamines, en antioxydants et en fibres alimentaires.

POIRES POCHÉES AU JUS DE CANNEBERGE ÉPICÉ

4 portions

Ingrédients

125 ml (½ tasse)	sucre blanc granulé
375 ml (1 ½ tasse)	eau
375 ml (1 ½ tasse)	jus de canneberge blanche ou jus de raisin blanc
30 ml (2 c. à table)	jus de citron
10	poivre noir en grains
2 ml (¼ c. à thé)	cannelle moulue
2	clous de girofle entiers
60 ml (¼ tasse)	raisins secs dorés
4	poires Bartlett vertes, mûres mais encore fermes
	menthe fraîche pour décorer

Cuisson

- Dans une casserole à fond épais et de grosseur moyenne, faire caraméliser le sucre à chaleur moyenne sans remuer jusqu'à ce qu'il devienne légèrement doré.
- Diminuer l'intensité du feu, puis ajouter l'eau, le jus de canneberge, le jus de citron, les grains de poivre, la cannelle, les clous de girofle et les raisins secs. Remuer pour faire dissoudre le caramel.
- Retirer le sirop du feu et réserver.

- Laver et peler les poires, sans enlever les queues, puis retirer les cœurs par le dessous. Les déposer au fur et à mesure dans le sirop de sucre pour éviter le brunissement.
- Couvrir la casserole et porter à ébullition.
- Une fois l'ébullition atteinte, retirer le couvercle, réduire le feu à intensité moyenne et laisser frémir en retournant les poires délicatement quelques fois jusqu'à ce qu'elles soient tendres, sans être molles, environ de 15 à 20 minutes.
- Retirer les poires du sirop et faire tiédir.
- Les servir avec un peu de jus de cuisson et de raisins secs.
- Décorer de quelques feuilles de menthe.

CROUSTADE À LA RHUBARBE ET À LA POIRE AU PARFUM D'ÉRABLE

Ingrédients

600 g	rhubarbe coupée surgelée
15 ml (2 c. à table)	sirop d'érable
5 ml (1 c. à thé)	essence d'érable
10 ml (1 c. à thé)	fécule de maïs
60 ml (¼ tasse)	jus de poires en conserve
2-3 gouttes	colorant alimentaire rouge (facultatif)
1 boîte (796 ml)	de poires dans un sirop léger, égouttées
125 ml (½ tasse)	farine de blé entier
250 ml (2 tasses)	flocons d'avoines
125 ml (½ tasse)	cassonade dorée tassée
75 ml (⅓ tasse)	margarine molle non hydrogénée

Cuisson

Préparation de la garniture

- Préchauffer le four à 450 °F (230 °F).
- Mettre la rhubarbe, le sirop et l'essence d'érable dans une casserole de format moyen. Bien mélanger la fécule de maïs

au jus de poires puis l'incorporer à la rhubarbe. Faire cuire à feu moyen de 10 à 15 minutes ou jusqu'à ce que la rhubarbe soit dégelée. Brasser le mélange de temps en temps tout en portant à ébullition.

- Retirer du feu. Écraser légèrement la préparation à l'aide d'un pilon afin de réduire la grosseur des morceaux de rhubarbe. Ajouter le colorant afin d'obtenir une couleur rougeâtre si nécessaire.
- Couper les poires en cubes et les mélanger à la préparation.
- Verser les fruits dans un moule de 9 po x 9 po et égaliser la surface.

Préparation de la pâte

- Mélanger à l'aide d'une fourchette la farine, les flocons d'avoine, la cassonade et la margarine dans un bol jusqu'à l'obtention d'une pâte friable.
- Répartir la préparation sur le mélange de fruits.
- Mettre au four 15 minutes pour obtenir une surface dorée et croustillante.
- Laisser tiédir et servir.

POMME ET CANNEBERGES EN CAGE

6 portions

Ingrédients

6 pommes	Délicieuse jaunes, pelées et évidées
75 ml (¼ tasse)	fromage à la crème ultra faible en gras
75 ml (¼ tasse)	cassonade dorée tassée
30 ml (2 c. à table)	amandes effilées
125 ml (½ tasse)	canneberges fraîches ou congelées
12	feuilles de pâte phyllo, décongelées

enduit végétal
cannelle moulue

Préparation et cuisson

- Préchauffer le four à 350 °F (180 °C). Graisser une grande plaque à pâtisserie ou la tapisser de papier de type parchemin.

- Dans un bol de grosseur moyenne, mélanger à l'aide d'une cuillère le fromage, la cassonade, les amandes, les canneberges et la cannelle. Farcir chacune des pommes de ce mélange.

  Manipuler la pâte phyllo avec beaucoup de soin pour éviter qu'elle ne se brise. Toujours recouvrir d'un linge légèrement humide les feuilles de pâte qui sont en attente d'être utilisées afin d'éviter qu'elles ne sèchent.

- Étaler une feuille de pâte phyllo sur votre espace de travail et la vaporiser de l'enduit végétal. Répéter la même opération en ajoutant une deuxième feuille de pâte. Plier les feuilles en deux sur le sens de la largeur et appliquer de nouveau le corps gras. Y déposer la pomme farcie en plein centre et l'envelopper de la pâte de manière à former un baluchon. Vaporiser d'eau l'extérieur du baluchon.

- Déposer les baluchons sur la plaque à pâtisserie et cuire au centre du four pendant 25 à 30 minutes ou jusqu'à ce que la pâte soit bien dorée. Laisser refroidir environ 15 minutes et servir tiède, saupoudré d'un peu de sucre à glacer.

Des fibres au menu

Les fibres sont des glucides qui ne peuvent être digérés et absorbés par l'organisme. Elles parviennent donc intactes dans le gros intestin où elles fermentent sous l'effet des bactéries intestinales. Les bienfaits des fibres sur la santé naissent de cette fermentation.

Fonctions

Les fibres jouent plusieurs rôles dans l'organisme. Elles facilitent le parcours des selles d'une extrémité à l'autre de l'intestin et, par conséquent, aident à prévenir la constipation. Les fibres ralentissent également le passage des aliments dans le tube digestif, ce qui donne l'impression à l'organisme d'être rassasié plus rapidement et plus longtemps. En ralentissant la digestion, les fibres provoquent également une entrée graduelle des glucides dans l'organisme. Une alimentation riche en fibres permet donc aux diabétiques de contrôler plus facilement la quantité de sucre qui circule dans leur sang. Enfin, les fibres contribuent à la santé du cœur en aidant à réduire le taux de cholestérol circulant dans le sang.

Recommandations

Étapes de la vie d'une femme	g de fibres par jour
Adolescence (14 à 18 ans)	26
Âge adulte (19 à 50 ans)	25
Âge adulte (51 ans et plus)	21
Grossesse	28
Allaitement	29

Sources alimentaires

Les fibres se retrouvent uniquement dans les aliments d'origine végétale : fruits, légumes, légumineuses, noix, graines et céréales à grains entiers. Les produits d'origine animale (lait, viande, œufs, poissons, etc.) contiennent très peu de fibres.

Aliments	Portion	Fibres (g)
Légumineuses, cuites	250 ml (1 tasse)	15-19
Céréales à déjeuner, 100 % son (de blé, de maïs)	30 g (1 oz)	10-15
Artichaut, bouilli	1 moyen (125 g)	7
Framboises	125 ml (½ tasse)	4-6
Pruneaux séchés, cuits	75 ml dénoyautés (80 g)	5
Poire, avec pelure	1 petite (125 g)	5
Pain à 100 % de blé entier	2 tranches	5
Boulghour, cuit	125 ml (½ tasse)	4
Mûres	125 ml (½ tasse)	4
Citrouille, en conserve	125 ml (½ tasse)	4

Pour augmenter la teneur en fibres de votre alimentation :

- Choisissez des bagels, du pain pita et des tortillas de grains entiers ;
- Mangez plus souvent des céréales contenant du son de blé ou du son d'avoine ;
- Choisissez des muffins au son, au gruau d'avoine ou de grains entiers ;
- Mangez la peau ou la pelure des fruits et des légumes, celles-ci regorgent de fibres ;
- Mangez le fruit ou le légume plus souvent que le jus du même fruit ou légume ;
- Ajoutez des fruits ou des noix à vos céréales du déjeuner ;
- Mettez plus souvent des légumineuses (pois secs, haricots et lentilles) au menu.

De plus, buvez beaucoup d'eau. Les fibres ont besoin de liquide pour gonfler dans l'intestin et être efficaces. Et laissez à votre corps le temps de s'adapter à la présence de fibres alimentaires. Une absorption excessive et trop rapide de fibres peut provoquer des troubles digestifs désagréables et surtout très inconfortables. Augmentez de façon régulière et graduelle les quantités de fibres dans votre alimentation.

RECETTES

ROULÉ D'ÉPINARD AUX LENTILLES

5 portions

Ingrédients

125 ml (½ tasse)	oignon jaune moyen, haché finement
1	gousse d'ail, hachée finement
5ml (1 c. à thé)	huile de canola
125 ml (½ tasse)	lentilles rouges sèches
250ml (1 tasse)	eau
15 ml (1 c. à table)	pâte de tomates
1 sac (171 g)	sac d'épinards frais (équeutés et lavés)
45 ml (3 c. à table)	margarine non hydrogénée
45 ml (3 c. à table)	farine tout usage
250 ml (1 tasse)	lait écrémé
5	jaunes d'œufs légèrement battus
5	blanc d'œufs
	sel et poivre
Huile de canola	en vaporisateur

Préparation et cuisson

- Préchauffer le four à 375 °F (190 °C).
- Tapisser de papier de type parchemin un plat de cuisson en pyrex de 33 x 23 cm (13 x 9 po) et vaporiser le papier d'huile.
- Faire revenir les oignons et l'ail, à feu moyen, dans une petite casserole, de 2 à 3 minutes en remuant constamment.
- Ajouter les lentilles, puis couvrir d'eau. Amener à ébullition, puis laissez bouillir à petit feu 15 minutes à découvert ou

jusqu'à ce que l'eau soit complètement absorbée et que les lentilles soient tendres. Incorporer la pâte de tomates. Réserver.

- Mettre les épinards lavés dans une casserole de format moyen à fond épais avec une pincée de sel (1 ml). Couvrir et faire cuire à feu moyen pendant 3 à 4 minutes. Retirer de la casserole et écraser légèrement les feuilles d'épinards cuites dans un bol. Réserver.
- Laver la casserole et y faire fondre la margarine à feu moyen. À l'aide d'un fouet, ajouter la farine et cuire 1 minute en brassant sans arrêt. Incorporer graduellement le lait en fouettant vigoureusement. Porter à ébullition, réduire le feu et cuire encore de 2 à 3 minutes en remuant souvent. Ajouter une petite quantité de la préparation aux jaunes d'œufs pour les réchauffer, puis verser le tout dans la casserole. Incorporer les épinards. Saler et poivrer.
- Dans un bol de format moyen, à l'aide d'un malaxeur, battre les blancs d'œufs en neige ferme. Les incorporer à la préparation d'épinards en pliant ceux-ci avec une spatule.
- Étendre la préparation dans le plat de cuisson. Bien égaliser la surface à l'aide d'une spatule. Cuire sur la grille du bas du four environ 15 minutes ou jusqu'à ce que le mélange soit doré.
- À la sortie du four, laisser reposer environ 5 minutes, puis renverser l'omelette sur un linge propre et retirer le papier parchemin. Répartir le mélange de lentilles sur l'omelette. Rouler fermement pour obtenir un rouleau de 23 cm de long. Envelopper dans du papier parchemin huilé et réchauffer au four de 10 à 15 minutes. Servir en 5 tranches, chaud ou froid.

BARRES AUX ABRICOTS ET À L'AVOINE

8 portions

Ingrédients

Biscuit

180 ml (¾ tasse)	farine tout usage
250 ml (1 tasse)	gros flocons d'avoine
75 ml (⅓ tasse)	cassonade dorée
2,5 ml (½ c. à thé)	poudre à pâte
1 ml (¼ c. à thé)	sel
60 ml (¼ tasse)	margarine non hydrogénée fondue
60 ml (¼ tasse)	purée de pommes non sucrée
1 ml (¼ c. à thé)	essence artificielle de vanille
	enduit végétal à vaporiser

Garniture aux abricots

330 ml (1 ⅓ tasse)	abricots séchés
250 ml (1 tasse)	jus d'orange
10 ml (2 c. à thé)	sucre blanc
1 ml (¼ c. à thé)	essence d'amande

Décoration

75 ml (⅓ tasse)	gelée d'abricots
45 ml (3 c. à table)	amandes tranchées (facultatif)

Préparation et cuisson

- Préchauffer le four à 350 °F (180 °C).
- Dans un bol, mélanger la margarine fondue, la purée de pommes et l'essence de vanille.
- Dans un autre grand bol, mélanger, à l'aide d'une fourchette, la farine, les flocons d'avoine, la cassonade, la poudre à pâte et le sel. Creuser un puits au centre des ingrédients

secs et y verser le mélange liquide. Mélanger jusqu'à ce que la présentation soit granuleuse.

- Tapisser le fond et les parois d'un moule carré de 20 cm (8' x 8') avec un papier de type parchemin. Vaporiser ce dernier d'enduit végétal. Verser la préparation dans le moule. Aplatir la préparation pour former une croûte uniforme.
- Précuire le biscuit au centre du four de 15 à 20 minutes ou jusqu'à ce que le dessus ne garde pas l'empreinte du doigt.
- Hacher, à l'aide d'un robot culinaire, les abricots en morceaux de la grosseur d'un petit pois.
- Dans une casserole, mélanger les abricots, le jus d'orange et le sucre. Porter le mélange au point d'ébullition à découvert. Réduire la chaleur et laisser mijoter à découvert, en remuant souvent, jusqu'à ce que le mélange épaississe et que les fruits ramollissent, soit environ 10 minutes. Retirer du feu, incorporer l'essence d'amande et réserver.
- Recouvrir le biscuit du mélange d'abricots et d'oranges. Cuire au centre du four de 25 à 30 minutes ou jusqu'à ce que les contours du biscuit soient dorés.
- Faire fondre la gelée au four à micro-ondes et l'appliquer sur la préparation à l'aide d'un pinceau. Saupoudrer les amandes sur la préparation.
- Laisser tiédir dans le moule. Couper en 8 rectangles.

Ne pas oublier les protéines

Nous ne pouvons pas vivre sans protéines : elles sont essentielles à presque toutes les tâches que vous exigez de votre organisme comme digérer, marcher, vous concentrer, lutter contre les infections, etc. Et contrairement aux réserves de graisses, les réserves de protéines de votre corps sont plutôt faibles. Vous avez donc besoin d'un apport régulier en protéines tout au long de la journée.

Fonctions

Les protéines constituent des matériaux de base nécessaires au développement du fœtus et à la croissance des enfants et des adolescents. Elles entrent dans la composition des muscles (dont le cœur), des cheveux, des ongles et de la peau. Les protéines permettent à la nouvelle mère de produire son lait maternel. Au quotidien, les protéines nous fournissent de l'énergie (calories). Elles facilitent également les réactions biochimiques de l'organisme (sous forme d'enzymes). Dans les moments où nous sommes plus vulnérables, les protéines prennent la défense du corps contre les infections. Et après une blessure ou une chirurgie, elles aident à réparer les tissus atteints.

Besoins

De façon générale, vos besoins en protéines sont un peu moins élevés que votre poids en kilogramme (kg). Par exemple, si vous pesez 60 kg, vous avez besoin d'environ 48 g de protéines chaque jour.

Sources alimentaires

Les protéines se retrouvent principalement dans les produits d'origine animale comme la viande, le poisson, les œufs et les produits laitiers. Les légumineuses, les noix et les graines sont aussi de bonnes sources de protéines. Les produits céréaliers en contiennent également, mais en moins grande quantité.

Aliments	Portion	Protéines (g)
Bœuf	100 g (3 ½ oz)	30
Porc	100 g (3 ½ oz)	29
Poulet	100 g (3 ½ oz)	29
Poisson	100 g (3 ½ oz)	24
Fromage	50 g (1 ½ oz)	7-16
Tofu	100 g (3 ½ oz)	7-16
Légumineuses	250 ml (1 tasse)	15-30
Lait de vache	250 ml (1 tasse)	10
Œuf	1 (gros)	6
Noix	60 ml (¼ tasse)	6

Les règles d'or

- Répartissez les protéines sur les trois repas de la journée. Portez une attention particulière aux protéines du matin et du midi ;

- Consommez au moins 15 g de protéines par repas ;
- Consommez du poisson de 2 à 3 fois par semaine ;
- Intégrez des légumineuses à votre menu plus souvent. Celles-ci augmentent votre apport en protéines, en fibres alimentaires et en antioxydants, en plus de contenir moins de gras que la viande ;
- Essayez le tofu pour ajouter de la variété à votre menu : les protéines de soya jouent un rôle actif dans la prévention des maladies du cœur ;
- Choisissez des coupes de viande plus maigres, comme le bœuf d'intérieur, d'extérieur, d'œil de ronde ou de surlonge, et le porc provenant de la longe ou du filet. Enlevez également tout le gras visible.

Végétarisme

Tous les végétaux contiennent des protéines, à l'exception des fruits. Cependant, certains en fournissent plus que d'autres et vos besoins ne peuvent être comblés uniquement en mangeant des céréales, des légumes et des fruits. Pour combler vos besoins en protéines, consommez à chaque repas des légumineuses, du tofu ou des graines en quantité suffisante. Et portez une attention particulière aux produits dits végétariens : ils ne fournissent pas toujours suffisamment de protéines. C'est le cas entre autres des tourtières au millet, des végé-pâtés et de certaines préparations de seitan. Consultez le tableau de la valeur nutritive du produit pour connaître la quantité de protéines par portion. Dans le cas où la quantité serait inférieure à 15 g par portion, accompagnez le plat d'une autre source de protéines (fromage, beurre d'arachide, etc.)

RECETTES

Découvrez le tofu sous toutes ses formes et de nouvelles façons d'apprêter le poulet grâce à ces délicieuses recettes !

LASAGNE VÉGÉTARIENNE AU TOFU

8 portions

Ingrédients

1 paquet (454 g)	tofu ordinaire ferme, coupé en cubes
800 ml (3 ¼ tasses)	sauce tomate
15 ml (1 c. à table)	huile d'olive
2	oignons moyens, coupés en cubes
6	champignons moyens, blancs coupés en tranches
1 grosse	courgette d'été jaune ou verte coupée en demi-rondelles
540 ml (2 ¼ tasses)	tomates en dés
½ sac (75 g)	épinards frais lavés et équeutés
4 grosses	gousses d'ail hachées finement
10 feuilles (½ botte)	basilic frais
5 ml (1 c. à thé)	piments forts, broyés
1 boîte (375 g)	lasagne sans précuisson
300 ml (150 g)	fromage mozzarella partiellement écrémé (15 %), râpé
100 ml (50 g)	cheddar fort, râpé
2 ml (½ c. à thé)	poivre moulu
2 ml (½ c. à thé)	sel

Préparation et cuisson

- Préchauffer le four à 350 °F (180 °C).
- Mélanger le tofu avec la sauce tomate dans un mélangeur à vitesse moyenne pendant 35 à 40 secondes ou jusqu'à ce que le mélange soit homogène.

- Dans une grande casserole, faire cuire à feu moyen-vif les oignons, les champignons et la courgette avec l'huile, jusqu'à ce que les légumes soient tendres.
- Ajouter la sauce au tofu, les tomates en dés, les feuilles d'épinards, l'ail, les feuilles de basilic et le piment fort. Couvrir et porter le tout à ébullition. Laisser mijoter de 1 à 2 minutes.
- Dans un moule rectangulaire de 3 l (33 cm x 23 cm), étendre environ ¼ de la sauce et couvrir de pâtes à lasagne. Faire trois étages de pâtes en tout et terminer avec la sauce.
- Parsemer la lasagne de fromage et ajouter le poivre.
- Faire cuire selon les directives sur l'emballage de la boîte de lasagne, soit habituellement 45 minutes à 350 °F (180 °C). Faire griller de 2 à 5 minutes si nécessaire pour gratiner le fromage.
- Laissez reposer la lasagne 5 minutes et servir.

SAUTÉ DE TOFU À LA SAUCE TERIYAKI

5 portions

Ingrédients

1 bloc (454 g)	tofu ferme, en dés de 2 cm
125 ml (½ tasse)	sauce teriyaki réduite en sel
5 ml (1 c. à thé)	cassonade
10 ml (2 c. à thé)	fécule de maïs
250 ml (1 tasse)	bouillon de poulet
750 ml (3 tasses)	chou chinois (bok choï), haché grossièrement
125 ml (½ tasse)	oignons, coupé en dés
1	gousse d'ail, émincée
10 ml (2 c. à thé)	gingembre pelé et râpé
3	gros champignons, tranchés (ou 5 petits)

30 ml (2 c. à table)	huile de canola
1 boîte (398 ml)	épis de maïs miniatures, égouttés
1 boîte (200 ml)	châtaignes d'eau, égouttées
250 ml (1 tasse)	languettes de poivrons rouges, verts et/ou jaunes, frais ou surgelés
10 ml (2 c. à thé)	jus de lime
750 ml (3 tasses)	riz basmati blanc cuit
	coriandre fraîche, hachée

Préparation et cuisson

- Dans un bol de format moyen, mélanger délicatement le tofu, la sauce teriyaki et la cassonade. Couvrir et laisser au réfrigérateur 20 minutes. Brasser à l'occasion.
- Dans un petit bol, mélanger ensemble la fécule de maïs et le bouillon de poulet. Réserver. Égoutter le tofu de sa marinade et la réserver.
- Dans une poêle très chaude, faire revenir le tofu dans 15 ml d'huile à feu moyen-vif. Laisser cuire pendant quelques minutes sans remuer pour permettre au tofu de brunir. Remuer et cuire quelques minutes de plus pour permettre aux cubes de se colorer également. Retirer de la poêle et réserver.
- Dans la même poêle, faire chauffer l'huile restante et y faire revenir l'oignon et le gingembre. Ajouter l'ail en évitant qu'il ne brûle.
- Ajouter ensuite les champignons et les tiges de chou chinois et cuire durant 3 minutes en remuant.
- Ajouter les châtaignes d'eau, les épis de maïs et les poivrons (s'ils sont frais), puis remuer 2 minutes.
- Ajouter le tofu, la marinade et le mélange de fécule de maïs et porter rapidement à ébullition pour permettre à la sauce d'épaissir.

- À la dernière minute, ajouter les feuilles de chou chinois, les poivrons (s'ils sont surgelés) et le jus de lime. Cuire à peine deux minutes, pour permettre de bien enrober de sauce et que le tout soit chaud.
- Servir immédiatement sur un lit de riz, garni de coriandre fraîche hachée.

MOUSSAKA VÉGÉTARIENNE

8 portions

Ingrédients

2	aubergines d'environ 500 g chacune
150 ml (⅔ tasse)	lentilles vertes sèches (125 g)
600 ml	bouillon de légumes
1	feuille de laurier
15 ml (1 c. à table)	huile d'olive
1	gros oignon émincé
1	gousse d'ail pressée
750 ml (3 tasses)	champignons émincés (225 g)
1 boîte (19 oz liq/ 540 ml)	mélange de légumineuses, égoutté
30 ml (2 c. à table)	pâte de tomates
1 boîte (19 oz liq/ 540 ml)	tomates en dés
10 ml (2 c. à thé)	herbes de Provence
300 ml (315 g)	yogourt nature 0,1 % m.g.
3	gros œufs
45 ml (3 c. à table)	fromage parmesan râpé (20 g)
375 ml (1½ tasse)	fromage mozarella régulier râpé (125 g)
	sel et poivre au goût

Préparation et cuisson

- Préchauffer le four à 425 °F (220 °C). Étaler les aubergines, préalablement tranchées en rondelles de 1 cm d'épaisseur, sur une grande plaque recouverte de papier de type parchemin. Cuire au four de 8 à 10 minutes. Baisser la température de ce dernier à 350 °F (180 °C).
- Pendant ce temps, mettre les lentilles, le bouillon et la feuille de laurier dans une casserole, couvrir, porter à ébullition et laisser cuire à feu doux 20 minutes ou jusqu'à ce que les lentilles soient tendres, mais sans s'écraser. Égoutter et garder au chaud.
- Dans une casserole moyenne, chauffez 15 ml d'huile d'olive. Faire revenir l'oignon et l'ail pendant 3 à 4 minutes en remuant. Ajouter les champignons, le mélange de légumineuses, les lentilles, la pâte de tomate, les tomates en dés et les herbes de Provence. Porter à ébullition, couvrir et poursuivre la cuisson à feu doux pendant 10 minutes en remuant de temps en temps. Saler et poivrer au goût.
- Disposer une couche d'aubergine au fond d'un grand plat à gratin (33 x 23 cm ou 13 x 9 po) et recouvrir de la moitié de la préparation de légumineuses. Répéter une seconde fois avec le reste des ingrédients.
- Dans un bol moyen, battre les œufs à l'aide d'un fouet et y incorporer le yogourt. Saler et poivrer au goût. Versez le mélange sur la moussaka. Parsemer des fromages râpés et cuire au four de 40 à 45 minutes ou jusqu'à ce que le dessus soit bien doré et bouillonnant.

POULET TOMATES ET PARMESAN

4 portions

Ingrédients

60 ml (¼ tasse)	fromage parmesan râpé (25 g)
1	gousse d'ail, hachée
5 ml (1 c. à thé)	sauce Worcestershire
5 ml (1 c. à thé)	moutarde de Dijon
15 ml (1 c. à table)	jus de citron fraîchement pressé
2 ml (½ c. à thé)	origan séché
1 ml (¼ c. à thé)	thym moulu
10 ml (2 c. à thé)	margarine molle non hydrogénée
10 ml (2 c. à thé)	farine tout usage
125 ml (½ tasse)	lait 2 % m.g.
4	tomates italiennes
4	tranches de bacon
10 ml (2 c. à thé)	huile de canola
4	poitrines de poulet désossées, sans peau (environ 120 g chacune)
60 ml (¼ tasse)	bouillon de poulet dilué
5 ml (1 c. à thé)	basilic séché
30 ml (2 c. à table)	persil plat, haché
	sel et poivre au goût

Préparation de la sauce au parmesan

- Dans un bol, mélanger le parmesan, l'ail, la sauce Worcestershire, la moutarde de Dijon, le jus de citron, l'origan et le thym. Réserver.
- Faire fondre la margarine dans une petite casserole à fond épais, à feu moyen. Ajouter la farine en brassant avec un fouet jusqu'à l'obtention d'une pâte lisse. Retirer du feu.
- Ajouter le quart du lait en fouettant pour disperser la pâte. Verser le reste du lait et remettre sur le feu.

- Porter à ébullition à feu moyen en remuant sans arrêt jusqu'à ce que la sauce épaississe. Baisser le feu et cuire de 1 à 2 minutes.
- Incorporer le mélange réservé à la sauce blanche en remuant le tout. Retirer du feu et réserver.

Préparation du poulet tomates et parmesan

- Mettre les tomates dans l'eau bouillante pendant quelques secondes et les retirer. Peler, épépiner, couper en dés et réserver.
- Envelopper le bacon de papier absorbant et cuire au four micro-ondes pendant 3 à 5 minutes à puissance maximale. Hacher et réserver.
- Dans une grande poêle, chauffer l'huile et ajouter le poulet. Cuire 5 minutes de chaque côté ou jusqu'à ce que le poulet soit doré.
- Verser la sauce, le bouillon de poulet, le persil et le basilic dans la poêle. Mélanger. Porter à ébullition et laisser mijoter avec le poulet pendant 3 minutes.
- Ajouter les tomates et le bacon au contenu de la poêle, mélanger et laisser mijoter 5 à 7 minutes à feu doux ou jusqu'à ce que le poulet ne soit plus rosé à l'intérieur.

ESCALOPES DE DINDON THAÏ

4 portions

Ingrédients

75 ml (⅓ tasse)	huile de canota
30 ml (2 c. à table)	jus de lime (½ lime)
60 ml (¼ tasse)	sauce soya
Morceau de 3 cm	gingembre, râpé
3 gousses	ail, hachées finement

4	escalopes de dinde, désossées, sans peau (environ 120 g chacune)
1	chou chinois (bok-choi), lavé, défait en feuilles
½	poivron rouge, en lanières
5 ml (1 c. à thé)	huile de canola
10 ml (2 c. à thé)	coriandre fraîche, hachée
60 ml (¼ tasse)	lait de coco léger en conserve
I ml (¼ c. à thé)	pâte de cari rouge
2 ml (½ c. à thé)	zeste de lime
5 ml (1 c. à thé)	jus de lime
	poivre, sel

Préparation et cuisson

- Dans un plat peu profond, mélanger l'huile, le jus de lime, la sauce soya, le gingembre et le lait. Y déposer les escalopes et recouvrir d'une pellicule de plastique. Laisser mariner au réfrigérateur de 2 à 8 heures.
- Préchauffer le four à 350 °F (180 °F).
- Couper les feuilles de chou chinois en deux sur le sens de la longueur. Dans un poêlon.faire ramollir les feuilles de chou chinois et le poivron rouge dans l'huile sans les faire brunir, environ 1 à 2 minutes. Saler et poivrer. Réserver.
- Sur une surface propre, déposer les escalopes marinées. Au centre de chaque escalope, déposer de côté 4 morceaux de bok-choi et 3 lanières de poivron en laissant sortir les légumes de part et d'autre de l'escalope. Assaisonner de coriandre. Rouler chaque escalope et fixer avec un cure-dent.
- Déposer dans un plat allant au four et cuire de 30 à 35 minutes ou jusqu'à ce que la viande ait perdu sa teinte rosée. Réserver le jus de cuisson.

- Une fois la cuisson terminée, préparer la sauce en mélangeant dans une petite casserole 10 ml de jus de cuisson, le lait de coco et la pâte de cari. Porter à ébullition en remuant avec une cuillère de bois. Retirer du feu et incorporer le zeste et le jus de lime. Saler et poivrer au goût.
- Servir sur des vermicelles de riz et arroser de sauce. Décorer d'une feuille de coriandre.

PENNE À LA SAUCISSE ET AU RAPINI

6-8 portions

Ingrédients

15 ml (1 c. à table)	huile d'olive extra vierge
250 ml (1 tasse)	oignon jaune tranché (environ 2 moyens)
175 ml (¾ tasse)	poivron rouge en dés (environ 1 gros)
600 g (environ 6)	saucisses italiennes de dindon douces
375 ml (1½ tasse)	bouillon de poulet
500 g	penne *rigate*
1 botte	rapinis frais
175 ml (75 g)	fromage parmesan râpé
	sel et poivre

Préparation et cuisson

- Chauffer l'huile à feu moyen-vif dans une grande poêle antiadhésive à hauts rebords et faire revenir les oignons et les poivrons.
- Enlever la peau des saucisses et émietter la chair.
- Faire revenir la chair avec les oignons et les poivrons jusqu'à ce qu'elle soit bien cuite. Égoutter le surplus de gras de la poêle.
- Ajouter le bouillon et laisser mijoter à découvert à feu moyen-doux durant 10 minutes.

- Pendant ce temps, cuire les pâtes dans une grande marmite d'eau bouillante légèrement salée. Ajouter les rapinis aux pâtes après 8 minutes de cuisson. Poursuivre la cuisson jusqu'à ce que les pâtes soient cuites. Égoutter.
- Mélanger les pâtes, les rapinis et le fromage à la préparation de saucisse. Bien remuer.
- Assaisonner de sel et de poivre au goût et servir chaud.

Pour une santé de fer

Au Canada, 3 femmes sur 4 ne consomment pas assez de fer ! Résultats : fatigue, faiblesses et perte de productivité au travail et à la maison.

Fonction

Le fer permet le transport de l'oxygène vers toutes les cellules de l'organisme. Un apport alimentaire insuffisant en fer réduit donc l'apport en oxygène aux muscles, au cœur et au cerveau. Pas étonnant que la carence se traduise en fatigue, en faiblesse musculaire et en perte de productivité !

Besoins

Étapes de la vie	mg par jour
Adolescentes 14-18 ans	15 mg
Adultes 19-50 ans	18 mg
Aînées de 51 ans et +	8 mg
Grossesse	27 mg
Allaitement	9-10 mg

Sources alimentaires

À l'état naturel, le fer existe sous deux formes : le fer hémique, présent dans la viande, la volaille et les fruits de mer, et le fer non hémique, que l'on retrouve dans les aliments d'origine végétale, comme les légumineuses et certains produits céréaliers enrichis en fer. Le fer hémique (source animale) est mieux absorbé que le fer non hémique (source végétale).

Aliments	Portion	Fer (mg)
Palourdes, en conserve	100 g (3 ½ oz ou 13 moyennes)	28
Foie de porc, cuit	100 g (3 ½ oz)	18
Céréales à déjeuner enrichies, Flocons de son	300 ml (1 ¼ tasse)	10
Foie d'agneau, de poulet ou de bœuf	100 g (3 ½ oz)	6-11
Fèves de soya, cuites	250 ml (1 tasse)	9
Huîtres du Pacifique, crues ou cuites à la vapeur	100 g (3 ½ oz ou 2-4 moyennes)	5-9
Haricots blancs et lentilles, cuits	250 ml (1 tasse)	7-8
Boudin, cuit	100 g (3 ½ oz)	6
Épinards, cuits	250 ml (1 tasse)	6
Bœuf, pointe de surlonge, cuit	90 g (3 oz)	3,0
Poulet cuit	90 g (3 oz)	1,3

Pour augmenter vos apports en fer

- Débutez la journée avec des céréales enrichies en fer. Consultez le tableau de la valeur nutritive présenté sur l'emballage des céréales à déjeuner et privilégiez les céréales contenant plus de 25 % de la VQ en fer;
- Consommez chaque jour des aliments riches en fer comme les viandes rouges et la volaille. Consommez du foie à toutes les deux semaines;

- Accompagnez vos repas de légumes verts feuillus riches en fer comme les épinards, etc.;
- Facilitez l'absorption du fer retrouvé dans les végétaux en ajoutant des protéines animales (viande, volaille, poisson) ou des sources de vitamine C (fruits citrins, poivron, fraise, brocoli, chou de Bruxelles, etc.) au même repas;
- Prenez café et thé entre les repas plutôt qu'au repas, car ces boissons renferment des tanins qui nuisent à l'absorption du fer de votre repas.

RECETTE

BŒUF À LA MAROCAINE

6 portions

Ingrédients

10 ml (2 c. à thé)	huile de canola
750 g	bœuf émincé, haut de surlonge
2	oignons en rondelles
10 ml (2 c. à thé)	cumin en poudre
5 ml (1 c. à thé)	zeste de citron
1 boîte (540 ml)	de tomates en dés en conserve, non égouttées
10 ml (2 c. à thé)	jus de citron
	sel et poivre
60 ml (¼ tasse)	amandes tranchées, grillées
	quelques feuilles de menthe fraîche

Préparation et cuisson

- Faire chauffer l'huile dans une poêle sauteuse et y faire revenir le bœuf environ 3 minutes ou jusqu'à ce qu'il soit doré à l'extérieur mais encore rosé à l'intérieur. Retirer le bœuf de la poêle et réserver.

- Dans la même poêle, faire cuire les oignons jusqu'à ce qu'ils soient plus tendres, environ 4 minutes.
- Ajouter le zeste de citron et le cumin puis cuire jusqu'à ce que le mélange embaume, soit 1 minute.
- Ajouter les tomates et le jus de citron au mélange précédent. Laisser mijoter jusqu'à ce que la préparation épaississe, soit environ 4 minutes.
- Ajouter le bœuf réservé et les amandes grillées et poursuivre la cuisson 2 minutes de plus.
- Saler et poivrer
- Servir chaud, en décorant de quelques feuilles de menthe.

Calcium et vitamine D : une combinaison gagnante

C'est bien connu : le calcium et la vitamine D contribuent à la formation et à la conservation d'os solides et de dents saines. Mais ces éléments nutritifs font encore plus pour vous !

Fonctions

Le calcium aide à former et à conserver des os solides et des dents saines. Il contribue à normaliser les battements de votre cœur, à contracter et à relaxer vos muscles, à régulariser votre tension artérielle, à faciliter la cicatrisation des plaies et à transmettre des messages du cerveau vers les différentes parties du corps. Et qui dit calcium, dit également vitamine D. La vitamine D favorise l'absorption du calcium par l'intestin et aide au maintien des niveaux normaux de calcium dans le sang.

Besoins quotidiens

Étapes de la vie	Calcium	Vitamine D
Adolescence	1 300 mg	5 µg (200 UI)
Adultes de 19 à 50 ans	1 000 mg	5 µg (200 UI)
Adultes de 51 à 70 ans	1 200 mg	10 µg (400 UI)
Grossesse et allaitement	1 000-1 300 mg	5 µg (200UI)

Sources alimentaires de calcium et de vitamine D

Aliments	Portion	Calcium (mg)	Vitamine D (µg)
Tofu ferme fait à partir de sulfate ou de sel de calcium	100 g (3 ½ oz)	350-680	
Fromages emmental, romano, gruyère, parmesan	50 g (1 ½ oz)	450-600	
Boisson de soya, enrichie	250 ml (1 tasse)	320-370	2,5
Fromage ricotta, lait partiellement écrémé	125 ml (½ tasse)	360	
Fromage brick, cheddar, édam, gouda, provolone, roquefort, suisse	50 g (1 ½ oz)	350	
Sardines, en conserve avec arêtes	100 g (3 ½ oz ou 8 moyennes)	311-325	2,3

Aliments	Portion	Calcium (mg)	Vitamine D (µg)
Saumon, en conserve avec arêtes	100 g (3 ½ oz)	250	6,7
Lait de chèvre enrichi	250 ml (1 tasse)	345	2,6
Lait de vache, 0%-3,25% m.g.	250 ml (1 tasse)	325	2,5
Yogourt nature, 0%-3,25% m.g.	175 ml (¾ tasse)	275-330	
Saumon cuit	90 g (3 oz)	15	9

Pour augmenter votre apport en calcium et en vitamine D:

- Accompagnez votre déjeuner d'un verre de lait. Soyez gourmande: buvez le fond de lait de vos céréales à déjeuner;
- Déjeunez sur le pouce avec un délicieux frappé aux fruits fait avec du lait ou du yogourt;
- Terminez le dîner avec un yogourt ou un fromage frais. Certaines compagnies offrent maintenant des yogourts et des fromages à la crème enrichis en calcium et en vitamine D;
- Insérez une tranche de fromage dans vos sandwichs;
- Préférez les fromages à pâte dure comme le cheddar, le brick, l'édam, la mozzarella, qui contiennent généralement davantage de calcium que les fromages à pâte molle comme le brie, le camembert ou le fromage à la crème;
- Ajoutez de la poudre de lait écrémé à vos potages et vos muffins;

- Choisissez le poisson en conserve avec les arêtes ou terminez votre repas de saumon avec du fromage ou du yogourt.

Les végétariennes

Si vous ne consommez pas de lait, de fromage et de yogourt, prenez soin d'inclure des sources végétales de calcium à chacun de vos repas. Parmi les meilleures sources végétales, on retrouve : les boissons de soya enrichies de calcium, le tofu contenant du sulfate de calcium, les feuilles de navet et de moutarde, le chou chinois, le chou vert frisé, les haricots blancs, le rutabaga, le brocoli et les amandes. Le calcium est mieux absorbé par l'organisme lorsqu'il est consommé en petites quantités à la fois. Répartissez ces sources de calcium sur toute la journée pour favoriser la bonne absorption de cet élément.

À part le lait, peu d'aliments contiennent de la vitamine D en quantité suffisante pour combler nos besoins. Parmi ces rares aliments, on retrouve les poissons gras comme le saumon, le thon et la truite saumonée, les huiles de poisson et les boissons de soya enrichies en vitamine D. Au cours de l'été, l'exposition quotidienne de votre peau aux rayons du soleil pendant 15 à 20 minutes permet également la fabrication de la vitamine D. Évitez au même repas les aliments qui contiennent des oxalates, une substance qui empêche le calcium d'être absorbés par l'organisme. Le thé, les épinards, la rhubarbe, les betteraves et la bette à carde sont des exemples d'aliments riches en oxalates.

Intolérance au lactose

Chez les femmes intolérantes au lactose, l'organisme est incapable de **digérer** le sucre naturel du lait (le lactose) à des doses qui sont normalement tolérées par d'autres individus. Le lactose non digéré reste alors dans l'intestin et fermente sous l'action des bactéries qui s'y trouvent, d'où les inconforts intestinaux. Plusieurs alternatives intéressantes au lait sont offertes aux femmes intolérantes au lactose. Il existe sur le marché du lait dont le lactose a été prédigéré et des capsules à mâcher de lactase, l'enzyme digérant le lactose. Le fromage et le yogourt sont aussi souvent plus faciles à digérer que le lait pour les personnes intolérantes au lactose.

RECETTE

PARFAITS AU YOGOURT ET AUX FRUITS

6 portions

Ingrédients

310 ml (1 ¼ tasse)	yogourt à la vanille (1,9 % m.g.)
310 ml (1 ¼ tasse)	yogourt nature (1,6 % m.g.)
125 ml (½ tasse)	bleuets surgelés
125 ml (½ tasse)	framboises surgelées
90 ml (6 c. à table)	muesli maison à l'érable

Muesli à l'érable

250 ml (1 tasse)	flocons d'avoine
30 ml (2 c. à table)	amandes tranchées
30 ml (2 c. à table)	graines de lin entières
60 ml (¼ tasse)	son d'avoine

30 ml (2 c. à table)	son de blé
125 ml (½ tasse)	sirop d'érable

Préparation du muesli

- Préchauffer le four à 350 °F (180 °C).
- Placer un papier de type parchemin sur une tôle à biscuits.
- Dans un bol, mélanger les flocons d'avoine, les amandes, les graines de lin, le son d'avoine, le son de blé et le sirop d'érable.
- Étendre la préparation sur le papier parchemin sans trop tasser le mélange.
- Cuire 20 minutes sur la grille du centre, retourner le muesli et remettre au four 10 minutes de plus.

Préparation des parfaits

- Dans un bol, mélanger le yogourt nature et le yogourt à la vanille afin d'obtenir un mélange uniforme.
- Dans une coupe à parfait, déposer 60 ml (¼ tasse) du mélange de yogourt. Pour ce faire, il peut être avantageux d'utiliser une poche à pâtissier.
- Ajouter environ 3 c. à table d'un mélange de bleuets et de framboises congelés.
- Recouvrir d'une seconde couche de 60 ml (¼ tasse) de yogourt.
- Garnir d'une cuillérée à table de muesli.
- Réfrigérer.

La vitamine C

La vitamine C est un antioxydant populaire depuis qu'elle a sauvé la vie de nombreux marins aux prises avec le scorbut. Mais cette vitamine présente beaucoup d'autres effets bénéfiques pour l'organisme.

Fonction

La vitamine C est un antioxydant. Elle protège les cellules de votre organisme contre le vieillissement prématuré et contre les dommages causés par les radicaux libres, des molécules qui sont reliées au développement de certaines maladies chroniques, comme le cancer et les maladies du cœur. La vitamine C est également essentielle à l'intégrité de la peau et à la cicatrisation des plaies. Elle permet au système immunitaire de fonctionner adéquatement et facilite l'absorption du fer provenant des aliments.

Besoins quotidiens

Étapes de la vie	Besoin quotidien (mg)
Adolescentes 14-18 ans	65
Femmes adultes (19 ans et +)	75
Adultes fumeuses (19 ans et +)	110
Grossesse	85
Allaitement	120

Sources alimentaires de vitamine C

Aliments	Portions	Teneur (mg)
Poivron rouge	1 moyen	226
Jus d'orange	250 ml (1 tasse)	124
Brocoli cuit à l'eau	250 ml (1 tasse)	116
Fraises	250 ml (1 tasse)	94
Kiwi	1 moyen	75
Jus de légumes	250 ml (1 tasse)	67
Pomme de terre, chair et pelure, cuite au four	1 moyenne	26

Pour augmenter vos apports en vitamine C :

- Commencez la journée avec un bon jus d'orange ou de pamplemousse ;
- Ajoutez des petits fruits (fraises, framboises, bleuets) à vos yogourts ou à vos céréales à déjeuner ;
- Découvrez la patate douce, le brocoli et les pommes de terre avec la pelure comme accompagnements de votre plat principal ;
- Au restaurant, choisissez un jus de légumes au lieu d'une boisson gazeuse ;
- Consommez au moins sept choix de légumes et de fruits chaque jour. Assurez-vous qu'un de ces choix soit une

source importante de vitamine C, comme les fruits citrins;

- Consommez de préférence des fruits et des légumes crus et préparés au dernier moment. De toutes les vitamines, la vitamine C est certainement la plus fragile. Sensible à la lumière, à la chaleur (cuisson) et à l'air, elle est rapidement détruite. Vérifiez également la date de péremption de vos jus d'orange et choisissez ceux dont la date est la plus éloignée possible.

La vitamine de la vision

Le rôle de la vitamine A dans le bon fonctionnement de la vision est bien connu. Avec le temps, les scientifiques ont découvert bien d'autres fonctions biologiques à la vitamine A.

Fonction

L'importance de la vitamine A pour la santé des yeux a été découverte il y a des milliers d'années. En effet, en Égypte et en Grèce, on donnait du foie aux personnes dont la vision de nuit s'affaiblissait ou qui souffraient des premiers signes d'une carence en vitamine A. Cette dernière est également indispensable à la croissance des os et des tissus recouvrant les diverses parties du corps (cornée de l'œil, bronches, intestin, muqueuse génitale et peau). Elle joue également un rôle dans la mise en place d'un système de défense efficace contre les virus et les bactéries.

Besoins quotidiens

Étapes de la vie	Besoin quotidien (µg)
Adolescentes 14-18 ans	700
Femmes adultes (19 ans et +)	700
Grossesse	750-770
Allaitement	1 200-1 300

Sources alimentaires de vitamine A

La vitamine A se retrouve principalement sous deux formes dans les aliments : le rétinol (de source animale) et les caroténoïdes (de source végétale). Le foie et l'huile de foie de poisson constituent d'excellentes sources de rétinol. Ces aliments fournissent jusqu'à 14 fois la quantité de vitamine A dont un adulte a besoin à chaque jour. Les œufs et les produits laitiers en contiennent également, bien qu'en moins grande quantité. Les caroténoïdes, la forme végétale de vitamine A, sont des pigments qui donnent une couleur jaune orangée aux aliments. Ces caroténoïdes se retrouvent principalement dans les légumes verts feuillus et orangés, ainsi que dans les fruits orangés.

Aliments	Portions	Teneur (µg)
Foie de bœuf, cuit	90 g (3 oz)	9 550
Patate douce, en purée	125 ml (½ tasse)	7 015
Foie de poulet, cuit	90 g (3 oz)	4 450
Carotte, crue	1 moyenne	1 700
Mangue	1	800
Épinards, crus	250 ml (1 tasse)	200
Lait écrémé, enrichi de vitamine A	250 ml (1 tasse)	145
Œuf entier	1 moyen	95

Une alimentation équilibrée et riche en légumes et en fruits est généralement suffisante pour combler les besoins en vitamine A de la majorité des femmes. Attention à la prise excessive de suppléments : une dose de plus de 3 000 µg (10 000 UI) par jour de vitamine A peut causer des anomalies au foie et une augmentation des risques d'ostéoporose. De plus, les femmes enceintes qui consomment une trop grande quantité d'abats (foies d'animaux) ou qui excèdent la dose maximale recommandée (3 000 µg par jour) de suppléments de vitamine A sous forme de rétinol augmentent les risques d'anomalies congénitales chez le fœtus.

Bien vous hydrater

Sans nourriture, le corps humain peut survivre pendant quelques semaines sur ses réserves. Mais sans eau, sa survie n'est que de quelques jours ! Buvez pour la vie...

Fonction

L'eau a plusieurs fonctions. Tout d'abord, l'eau (qui constitue le sang) permet aux éléments nutritifs de voyager à travers le corps et de se rendre aux cellules. Une déshydratation épaissit le sang et ralentit le passage des éléments nutritifs vers les cellules. Privées d'énergie, celles-ci travaillent au ralenti et c'est à ce moment que s'installe la fatigue. L'eau joue également un rôle important pour maintenir la température du corps dans des valeurs normales. La déshydratation augmente la vulnérabilité aux coups de chaleur et aux engelures. L'eau agit aussi comme un élément protecteur dans une foule de situations : le liquide amniotique protégeant le fœtus, les larmes protégeant contre les corps étrangers, l'urine éliminant les déchets toxiques...

Besoins quotidiens

Chaque jour, vous perdez environ 2,5 litres d'eau sous forme d'urine, de sueur et de selles, et votre organisme en rejette encore plus lorsqu'il fait très chaud ou que vous pratiquez une activité intense. Les aliments que vous mangez fournissent en moyenne 1 l d'eau chaque jour. Il est donc recommandé aux femmes de boire entre 1 et 1,5 l d'eau par jour. Mais ne vous découragez pas. Tous les liquides comptent : eau, jus de fruits à 100 %, lait, thé, tisanes, soupes, etc.

Pour bien vous hydrater :

- Buvez un peu tout au long de la journée ;
- Savourez un verre de jus ou de lait au réveil ;
- Entre les repas, buvez de l'eau ou une tisane ;
- Découvrez les différentes façons de boire de l'eau : minérale, de source, pétillante, avec un peu de jus de citron, etc. ;
- Allongez vos jus de fruits d'une même quantité d'eau pétillante ;
- Ayez toujours à la portée de la main une bouteille d'eau dans votre auto, sur votre bureau ou dans votre sac à dos, et prenez-en régulièrement de petites gorgées.

Et n'attendez pas d'avoir soif, car la soif signifie que le processus de déshydratation a déjà commencé. Vous avez soif, vous êtes fatiguée et irritable, vous souffrez de maux de tête, vous avez des crampes musculaires, votre rythme cardiaque augmente ou votre pression sanguine diminue ? Buvez sans tarder ! Vous être probablement déshydratée.

Couper le sel

Le sodium est un minéral qui, combiné au chlore, devient le sel de table couramment utilisé dans les foyers. Dans les faits, 5 ml (1 c. à thé) de sel de table contient 2 400 mg de sodium.

Fonctions

Le sodium a certainement sa place dans votre alimentation. Il commande, de concert avec le potassium, l'entrée et la sortie d'eau de vos cellules. Il permet la transmission des informations entre votre cerveau et votre corps tout entier sous forme d'impulsions électriques (influx nerveux). Il joue un rôle de premier plan dans la contraction de vos muscles.

Recommandations

La plupart des femmes consomment plus de sodium qu'elles n'en ont réellement besoin. Une trop grande consommation de sodium augmente les risques de développer de l'hypertension artérielle, de l'ostéoporose et des problèmes aux reins. Il est recommandé de limiter votre consommation de sodium à 2 400 mg par jour.

Sources alimentaires de sodium

La plus grande partie du sel que nous consommons (près de 75 %) se trouve dans les aliments achetés déjà préparés et préemballés, comme les soupes en conserve et les charcuteries, ainsi que dans les aliments déshydratés, séchés et fumés. Le sel de table compte pour environ 11 % de nos apports en sodium.

Aliments	Portions	Teneur (mg)
Bœuf salé, déshydraté	100 g (3 ½ oz)	2 950
Sel de table	5 ml (1 c. à thé)	2 325
Cornichons à l'aneth	1 gros (65g)	2 015
Jambon régulier, 11 % m.g., tranché	100 g (3 ½ oz)	1 300-1 500
Sauce soya, shoyu, tamari	15 ml (1 c. à table)	900
Saumon fumé	100 g (3 ½ oz)	785

Pour diminuer votre consommation de sodium :

- Réduisez votre consommation d'aliments salés comme les aliments en conserve, les produits alimentaires prêts à l'emploi, les condiments, les marinades, les croustilles ainsi que les viandes fumées et séchées. Préférez les aliments frais ou congelés et les plats préparés maison qui contiennent beaucoup moins de sodium ;
- Réduisez progressivement l'utilisation du sel à la cuisson et à la table ;
- Assaisonnez à l'aide de fines herbes, d'épices, de jus de citron, de vin, de vinaigre ou d'ail ;

- Utilisez des mélanges d'assaisonnements sans sel plutôt que la salière. Attention : le sel de mer contient autant de sodium que le sel de table ordinaire ;
- Consultez le tableau de la valeur nutritive disponible sur l'emballage des produits alimentaires pour connaître leur teneur en sodium.

Accros à la caféine

En quantité modérée, la caféine peut temporairement augmenter votre niveau de vigilance et vos capacités d'attention. La caféine est une substance anti-fatigue. Mais attention ! Consommée en excès, la caféine risque d'avoir des effets stimulants qui peuvent devenir très désagréables... Une consommation quotidienne inférieure à 400-450 mg de caféine ne comporte aucun risque pour la santé chez la plupart des femmes. Ceci correspond à environ quatre tasses de café filtre par jour. Mais à forte dose, la caféine peut provoquer des tremblements, de l'agitation, des troubles du sommeil, des palpitations et des maux de tête. Pendant la grossesse, la caféine traverse facilement le placenta et se répand dans les tissus du fœtus. La caféine se retrouve également dans le lait maternel de 1 à 3 heures après sa consommation. Elle risque alors de s'accumuler dans l'organisme de l'enfant et de perturber son sommeil. Il est donc conseillé aux femmes qui allaitent de ne pas consommer plus de 300 mg de caféine (2 à 3 tasses de café) par jour.

Sources de caféine

La caféine se retrouve dans le café, le thé, les colas, le chocolat et le maté (thé sud-américain). Le guarana, une substance dite naturelle fréquemment retrouvée dans les boissons énergétiques, est également une source de caféine.

Aliments	Portions	Caféine (mg)
Boissons énergisantes (Guru, Base, Hype, etc.)	250 ml (1 tasse)	0-276
Café, filtre	175 ml (¾ tasse)	112
Café, percolateur automatique	175 ml (¾ tasse)	74
Café, instantané ordinaire	175 ml (¾ tasse)	66
Café, expresso	30 ml (1 oz)	40
Colas	355 ml (1 ½ tasse)	38
Chocolat noir	45 g (1 ½ oz)	31
Thé	175 ml (¾ tasse)	27
Lait au chocolat	250 ml (1 tasse)	8

Saviez-vous que la caféine peut interagir avec certains aliments et médicaments ?

En effet, le jus de pamplemousse augmente la quantité de caféine qui circule dans le sang, ce qui peut accentuer les effets indésirables de celle-ci. La substance piquante dans les piments, la capsicine, aurait le même impact. La caféine peut aussi augmenter les effets secondaires de certains médicaments ou encore diminuer leur efficacité. À l'inverse, certains médicaments peuvent augmenter les effets secondaires de la caféine.

L'alcool au féminin

Différentes sur le plan biologique, les femmes réagissent différemment à l'alcool que les hommes. C'est pourquoi des recommandations spécifiques à la gente féminine ont été développées.

Les femmes sont généralement plus petites que les hommes. Par conséquent, leur foie aussi est plus petit. Le foie est l'organe qui purifie le sang et élimine l'alcool. Les femmes possèdent aussi naturellement moins de liquide corporel. L'alcool a tendance à se répandre dans les liquides entourant ou composant les cellules de l'organisme. Ainsi, l'alcool demeure en plus grande quantité dans le sang chez la femme. Enfin, l'enzyme dégradant l'alcool est beaucoup moins active chez les femmes (environ 40 %) que chez les hommes. Une plus grande quantité d'alcool entre donc dans le sang. Le temps nécessaire pour dégrader et éliminer l'alcool est également plus long. L'alcool reste donc plus longtemps dans l'organisme.

À long terme, les excès d'alcool peuvent provoquer :

- une augmentation de la tension artérielle et des triglycérides dans le sang, et par conséquent vous nuire plutôt que vous protéger contre les maladies du cœur ;
- des dommages au foie ;

- des risques de cancer de la bouche, du larynx, du pharynx, de l'œsophage, du colon, du rectum et du sein.

Santé Canada recommande aux femmes de se limiter à une consommation par jour. De plus, selon certaines études, consommer une grande quantité d'alcool au cours d'une même soirée causerait beaucoup plus de dommages à la santé que la même consommation d'alcool répartie sur une semaine. Les femmes devraient donc se limiter à neuf consommations par semaine.

Une consommation correspond à :

- une bouteille (360 ml ou 12 oz liq.) de bière à 5 % d'alcool ;
- un petit verre (45 ml ou 1,5 oz liq.) de spiritueux à 40 % d'alcool ;
- un verre (150 ml ou 5 oz liq.) de vin à 12 % d'alcool.

À la santé de votre cœur

L'alcool contribue à la bonne santé du cœur. Les effets bénéfiques de l'alcool seraient attribuables à l'éthanol, l'élément actif de l'alcool. L'alcool contribue à augmenter la quantité de « bon » cholestérol dans le sang et il est possible qu'il empêche la formation de caillots sanguins. Il est un relaxant et permet de réduire le stress, un autre facteur de risque des maladies du cœur.

Et que dire du vin rouge ? En plus de l'alcool qu'il contient, il posséderait des molécules qui jouent un rôle important dans la prévention des maladies du cœur et du cancer : les antioxydants. Cependant, pour bénéficier des effets protecteurs de l'alcool, vous devrez vous limiter à une consommation par jour. Au-delà de ce seuil, les bienfaits s'estompent et les risques de problèmes de santé augmentent.

Vous ne buvez pas d'alcool ? Gardez cette bonne habitude. L'alcool ne devrait pas être considéré comme un moyen en soi pour réduire les risques de maladies du cœur. Il se situe encore bien loin derrière une alimentation saine, la pratique d'activités physiques et la cessation du tabagisme dans la prévention de ces maladies.

Si vous êtes enceinte, si vous allaitez, si vous devez prendre le volant ou si vous êtes sous médication, évitez de prendre de l'alcool.

La chasse aux mythes

Une foule d'informations circule sur l'alimentation et la nutrition. Et il y a souvent de quoi en perdre son latin. Voici quelques mythes démystifiés…

1. Les OGM sont dangereux pour la santé

Faux. Au Canada, les organismes génétiquement modifiés subissent une batterie de tests afin d'assurer qu'ils ne sont pas dangereux pour la santé humaine. Supervisés par Santé Canada et l'Agence canadienne d'inspection des aliments, ces évaluations sont effectuées dans un champ « laboratoire » isolé. Ces organisations s'assurent donc qu'aucun OGM dangereux ne soit sur le marché.

Pour obtenir un OGM, les scientifiques intègrent le gène d'une espèce à une autre. Ce gène peut provenir d'une plante, d'une bactérie, d'un insecte ou d'un mammifère. Les gènes sont choisis pour une caractéristique spécifique intéressante comme la résistance aux herbicides ou la lutte contre les infestations d'insectes.

Mais que ce gène provienne naturellement de l'aliment ou d'un autre organisme, votre appareil digestif dégrade rapidement les gènes au cours de la digestion. Ces gènes n'existent donc plus une fois dans votre corps, mais représentent maintenant plusieurs petites molécules parmi tant d'autres… Vous ne devenez pas ce que vous mangez.

Y-a-t-il des risques d'allergie alimentaire ? Une allergie est une réaction anormale ou exagérée du système immunitaire suite à la consommation d'un aliment ou d'un ingrédient. Ce n'est pas l'aliment lui-même qui provoque une allergie mais une protéine spécifique présente dans cet aliment. Les organisations approuvant la commercialisation des OGM s'assurent donc que tout nouvel aliment mis sur le marché ne contienne pas de protéines allergènes et ne provoque pas de telles réactions.

2. Les aliments biologiques ont une meilleure valeur nutritive

Faux. Plusieurs études ont comparé la teneur en vitamines et en minéraux des aliments biologiques à celle des aliments conventionnels. Leur conclusion : la valeur nutritive des aliments biologiques est similaire à celle des aliments traditionnels. Un aliment biologique est un aliment produit dans des conditions « naturelles », c'est-à-dire sans pesticides, herbicides chimiques, fertilisants artificiels ou hormones de croissance. C'est donc le mode de production qui est « biologique » et non l'aliment en soi.

Or, ces conditions dites « naturelles » influencent moins la valeur nutritive des aliments que les conditions climatiques (pluies, temps d'ensoleillement, etc.). Certes, quelques études ont observé une plus grande quantité de certains minéraux et vitamines dans les aliments biologiques. Toutefois, les comparaisons avec les aliments traditionnels sont difficiles à faire, compte tenu des différences de sol, de température et d'heures d'ensoleillement. De plus, ces différences n'étaient pas assez grandes pour avoir un impact sur la santé nutritionnelle d'une personne. Le temps d'entreposage est également un facteur influençant la teneur en vitamines et en minéraux d'un aliment. Durant l'été, un brocoli du Québec renfermera une plus grande quantité de vitamines et de minéraux qu'un brocoli biologique provenant des États-Unis ayant passé plusieurs jours dans un camion de transport.

De plus, les aliments biologiques transformés ne sont pas nécessairement de meilleurs choix nutritionnels que leur version originale. Par exemple, les mélanges à gâteau et les biscuits biologiques contiennent des gras et des sucres ajoutés dont vous pouvez assurément vous passer.

Si vous désirez manger biologique, faites-le pour des raisons environnementales. L'agriculture et l'élevage biologiques respectent l'environnement, favorisent la biodiversité des champs et protègent les eaux souterraines de la pollution agricole.

Comment reconnaître les produits biologiques ? Lorsque vous apercevez la mention « biologique », « bio », « organique », « écologique » ou « biodynamique » sur un produit québécois, recherchez le sceau de certification d'un des organismes suivants : Garantie Bio – Ecocert ; International Certification Services (ICS/FVO) ; OCIA International ; OCPP/Pro-Cert Canada (OCPRO) et Organisme de Certification Québec Vrai (OCQV) ; QAI inc. À l'extérieur du Québec, la certification n'est pas obligatoire. Pour vous assurer que le produit que vous mangez provient d'un mode de production biologique, informez-vous auprès du Conseil des appellations agroalimentaires du Québec (CAAQ).

3. Le sucre à fruits, le miel, le sirop d'érable et la cassonade sont meilleurs pour la santé que le sucre de table

Faux. La valeur nutritive du sucre de table (sucre blanc) est comparable à celle du miel, du fructose, du sirop d'érable et de la cassonade. En d'autres mots, tous ces sucres ne contiennent ni protéines, ni matières grasses, ni fibres alimentaires. Ces sources de glucides ne fournissent pratiquement pas non plus de vitamines et de minéraux.

Le sucre de table est une combinaison de deux molécules, du glucose et du fructose, appelée saccharose. C'est ce sucre qui est présent naturellement dans les fruits. Le sucre à fruits est en fait un sucre de table (saccharose) dont les grains sont très fins. Ajoutez-y de la mélasse et vous obtiendrez de la cassonade. Le sucre provenant du miel est principalement du saccharose, le type de sucre retrouvé dans le sucre de table. Enfin, le sirop d'érable provient de la sève des érables, tout comme le sucre blanc provient de la canne à sucre. La seule différence entre tous ces sucres est la saveur différente qu'ils apportent à votre tisane, à vos muffins ou à vos crêpes.

4. Prendre de la vitamine C en hiver aide à prévenir le rhume

Faux. Aux premiers éternuements, plusieurs personnes courent à la pharmacie pour faire le plein de capsules de vitamine C. D'autres, dans l'espoir d'éloigner les germes, prennent un supplément de vitamine C pendant tous les mois d'hiver.

Le mythe de la vitamine C pour prévenir le rhume ne date pas d'hier. Dans les années 1970, un chimiste et biologiste nommé Linus Carl Pauling publia un livre, *Vitamin C and the*

Common Cold, qui est devenu un best-seller. Dans ce livre, le scientifique suggérait la prise de doses importantes de vitamine C en traitement préventif. Dans les années qui suivirent, de nombreuses études furent menées sur le sujet. Mais les résultats sont décevants : la vitamine C n'aide pas à réduire le nombre de jours pendant lesquels nous sommes aux prises avec un rhume. Le fait de consommer de grandes quantités de vitamine C pourrait tout au plus diminuer d'une demi-journée la durée des symptômes associés au rhume. Le prestigieux groupe Cochrane a effectué en 2000 une revue systématique de près de 30 études pour répondre enfin à la question. Leur conclusion : la prise de doses élevées de vitamine C (1000 mg ou 1 g) pendant les mois de l'hiver ne prévient aucunement le rhume. En moyenne, la prise de vitamine C a réduit de 8 % la durée des symptômes, mais les résultats étaient très variables.

En d'autres mots, il n'y a rien de mal à prendre de la vitamine C (jusqu'à 1000 mg) en supplément, mais il ne faut pas espérer des miracles… De plus, les doses gigantesques de vitamines C sont inutiles. Votre organisme est incapable d'absorber de trop grandes quantités de vitamine C et rejette le surplus dans l'urine. En consommant au moins sept portions de légumes et de fruits de couleur vive chaque jour, vous comblerez facilement les besoins de votre corps en vitamine C.

5. Les féculents font grossir

Faux. Le pain, les pâtes, le riz et les pommes de terre ne font pas grossir, au contraire ! En les choisissant soigneusement, les féculents peuvent être d'une précieuse aide pour la perte et le maintien d'un poids normal.

Choisissez du pain de grains entiers, des pâtes de blé entier et du riz brun qui contiennent beaucoup de fibres alimentaires. Les aliments riches en fibres nécessitent une plus longue mastication et digestion. Ainsi, ils procurent rapidement un sentiment de plénitude au cours du repas. Très vite, vous n'avez plus faim, alors déposez la fourchette plus tôt et mangez moins sans avoir l'impression de vous priver !

Pour faire un sandwich, choisissez du pain de grains entiers plutôt qu'un croissant. Au déjeuner, préférez des rôties de blé entier plutôt qu'un muffin commercial. Privilégiez les sauces tomate plutôt que les préparations à la crème pour vos pâtes et plats de riz. Réduisez la quantité de beurre ou de margarine à tartiner sur votre pain. Accompagnez vos pommes de terre de crème sûre légère plutôt que de beurre. Vous économiserez ainsi beaucoup de calories, de matières grasses et de sucres ajoutés, les vrais responsables de la prise de poids. Bien souvent, ce sont les ingrédients qui accompagnent les féculents, et la quantité de calories qu'ils ajoutent, qui sont responsables des kilos en trop.

6. Le jeûne purifie l'organisme

Jusqu'à maintenant, aucune étude sérieuse n'a réussi à démontrer que le fait de se priver de nourriture pendant plusieurs jours était bénéfique pour l'organisme.

Selon les partisans du jeûne, les crises de désintoxication (éruptions de boutons, etc.) indiquent que « le méchant est en train de sortir ». Toutefois, il est faux de prétendre que les aliments que nous ingérons nous intoxiquent. Manger entraîne certes des déchets dans l'organisme. Mais chez les individus en santé, ces déchets sont ensuite naturellement éliminés dans les selles et l'urine.

En jeûnant, vous troquez des déchets pour... d'autres déchets ! En effet, le jeûne provoque la dégradation des graisses, ce qui génère une production de substances toxiques (corps cétoniques). Et ces déchets peuvent avoir des conséquences graves sur la santé, sans parler des effets secondaires comme les nausées, la lassitude, les chutes de la tension artérielle et les anomalies du rythme cardiaque.

Un jeûne bienfaisant?

Si on ressent un surplus d'énergie pendant un jeûne, la réaction serait plutôt reliée à l'effet euphorisant que provoquent les corps cétoniques et non aux effets purificateurs du jeûne en tant que tel. Ces substances réduisent l'appétit et facilitent le jeûne.

Le bien-être évoqué par certains adeptes du jeûne pourrait simplement être relié à la mise au repos du système digestif. En effet, il semble qu'une importante proportion de la population souffre à divers degrés de troubles digestifs, de ballonnements ou de constipation. Sans oublier les malaises ressentis après les abus de table devenus trop fréquents !

Enlevez cette source de désagréments et vous vous sentirez, assurément, beaucoup mieux et plus légère !

7. Le pamplemousse fait fondre la graisse

Faux. Jusqu'à maintenant, personne n'a encore découvert dans le pamplemousse une enzyme qui soit capable de dissoudre quelque matière grasse.

Pourtant, les régimes à base de pamplemousses fonctionnent dans la plupart des cas chez ceux qui en font l'expérience. Toutefois, la perte de poids de ces personnes n'est pas attribuable à une composante miracle du pamplemousse, mais bien à un régime restrictif et monotone qui limite énormément la quantité de calories consommées.

Un pamplemousse de grosseur moyenne contient environ 75 calories. Même si vous arriviez à en manger 10 dans votre journée, cela ne vous donne que 750 calories au total, ce qui fournit entre le tiers et la moitié des besoins en énergie d'une femme adulte. Évidemment, avec une si faible consommation quotidienne de calories, il y a une perte de poids ! Vous pourriez obtenir exactement le même résultat en consommant n'importe quel autre aliment qui fournit la même quantité de calories !

8. Sauter un repas fait maigrir

Sauter un repas permet de perdre rapidement du poids en réduisant le nombre de calories ingérées dans une journée. Toutefois, cette façon de perdre du poids peut se retourner contre vous. En privant l'organisme de carburant, vous lancez un signal d'alerte à toutes les cellules de votre corps : « La famine a existé et peut survenir à n'importe quel moment. Préparez-vous ! » Le corps est alors sur la défensive et aura tendance à emmagasiner davantage sous forme de réserves de graisse lors du prochain repas pour parer aux éventuelles crises de famine. Cette réaction est un vestige hérité de nos ancêtres et qui nous sert bien peu dans notre société d'abondance.

De plus, en agissant de la sorte, vous serez plus affamée au repas suivant et vous risquez ainsi d'être tentée de dévorer tout ce qui vous tombe sous la main (et la plupart du temps ce sont des aliments très denses en calories). Résultat : les économies de calories que nous voulions faire en sautant un repas s'envolent !

Prendre trois repas équilibrés par jour constitue une des stratégies clés de la perte de poids. Vous brûlez les calories ingérées de façon plus efficace et avez un meilleur contrôle de votre appétit.

9. Les légumes surgelés et en conserve sont moins nutritifs que les légumes frais

Faux. Qu'ils soient en conserve, congelés ou frais, les fruits et les légumes sont indispensables et il est important d'en manger au moins sept portions par jour.

En saison, les fruits et les légumes frais sont facilement accessibles à bon prix. Ils constituent assurément un meilleur choix. Toutefois, hors saison, le transport et l'entreposage de ces produits en épicerie entraînent des pertes en vitamines et en minéraux se rapprochant souvent de celles observées au cours de la mise en conserve.

Cependant, bien rincés afin d'éliminer le maximum de sel et de sucre ajoutés, les produits en conserve constituent une façon économique et pratique d'augmenter votre consommation de fruits et de légumes.

De leur côté, les fruits et les légumes surgelés conservent une grande partie de leur valeur nutritive, car ils sont rapidement traités (cueillis, épluchés et lavés) et refroidis à -18 °C après leur cueillette. Avec toutes les variétés disponibles sur le marché, ils représentent un excellent choix pour ensoleiller nos repas hivernaux !

Qu'ils soient frais, surgelés ou en conserve, les légumes et les fruits vous fournissent des vitamines, des minéraux, des antioxydants et des fibres essentiels à une bonne santé. Consommez-en au moins sept portions chaque jour !

10. Les produits à base de caroube sont meilleurs pour la santé que ceux à base de chocolat

Faux. Même si la poudre de caroube contient moins de protéines et de gras que le cacao, les ingrédients qui composent les produits dérivés de la caroube (brisures, sirop) ne sont pas très « santé ». Pour fabriquer les produits à base de caroube, les fabricants incorporent du sucre et de l'huile végétale en quantités souvent comparables à celles que l'on retrouve dans le chocolat.

Et les huiles ajoutées à la poudre de caroube ne contiennent pas nécessairement les meilleurs gras. Lisez bien la liste des ingrédients, car les fabricants utilisent fréquemment des huiles de coco ou de palme qui augmentent la teneur en gras saturés ou encore des huiles partiellement hydrogénées qui fournissent des gras trans.

La caroube possède certes quelques avantages sur le chocolat : elle est plus riche en calcium et en fibres, elle ne contient pas de caféine et elle est mieux tolérée par les gens qui souffrent de migraines. Toutefois, les produits à base de caroube, tout comme ceux au chocolat, constituent une friandise riche en matières grasses saturées ou trans et en sucres ajoutés !

En quoi consiste une saine méthode de perte de poids ?

Votre poids représente réellement un danger pour votre santé ? Vous désirez entreprendre une démarche de perte de poids ? Choisissez une méthode de perte de poids sécuritaire, efficace à long terme et fondée sur des données scientifiques fiables.

Cette méthode de perte de poids doit être :

- **Personnalisée.** Elle doit tenir compte de votre poids, de votre âge, de votre état de santé global et de vos préférences. Pour favoriser le maintien de vos nouvelles habitudes alimentaires et de vos routines d'activités physiques, le programme doit pouvoir facilement s'adapter à vos activités quotidiennes. Oubliez les menus uniques faits à l'avance pour un groupe de plusieurs personnes.
- **Graduelle.** La méthode doit privilégier quelques petits changements d'habitudes simples et progressifs. Il est possible de modifier drastiquement ses comportements pendant une courte période de temps. Toutefois, il est fort peu probable que vous soyez à même de maintenir ces modifications à long terme. Vous devez apprivoiser chacun de ces

nouveaux comportements un à un. Cette méthode ne représente pas un régime instantané, mais un nouveau mode de vie.

- **Efficace.** Une perte de poids graduelle, de l'ordre de 1 à 2 livres (0,5 à 1 kilo) par semaine, permet de perdre de la masse grasse tout en épargnant votre masse musculaire. Les personnes qui perdent du poids rapidement sont plus susceptibles de reprendre le poids perdu une fois le régime terminé et, parfois, d'en gagner encore plus !
- **Équilibrée et variée.** Une bonne méthode de perte de poids n'interdit aucun aliment et permet de manger à satiété. Votre assiette favorise les légumes et les fruits, les grains entiers, les produits laitiers, les viandes maigres et leurs substituts.
- **Dynamique.** Une bonne alimentation est reconnue pour favoriser la perte de poids. Toutefois, le maintien du poids est assuré en grande partie par la pratique régulière d'activités physiques.
- **Encadrée.** Assurez-vous d'être suivie par un professionnel de la santé comme un diététiste ou un médecin.